华西口腔医院医疗诊疗与操作常规系列丛书

正颌及关节外科诊疗与操作常规

主　编　罗　恩　祝颂松

副主编　李继华　李运峰

编　者（以姓氏笔画为序）

叶　斌　毕瑞野　刘　尧　刘　莉　李运峰

李继华　邹淑娟　陈建伟　罗　恩　姜　楠

祝颂松

主编助理　刘　尧

人民卫生出版社

图书在版编目（CIP）数据

正颌及关节外科诊疗与操作常规 / 罗恩，祝颂松主编 . —北京：人民卫生出版社，2018

（华西口腔医院医疗诊疗与操作常规系列丛书）

ISBN 978-7-117-27668-9

I.①正… Ⅱ.①罗… ②祝… Ⅲ.①口腔颌面部疾病 – 诊疗 – 技术操作规程 Ⅳ.①R782.6–65

中国版本图书馆 CIP 数据核字（2018）第 240884 号

| 人卫智网 | www.ipmph.com | 医学教育、学术、考试、健康，购书智慧智能综合服务平台 |
| 人卫官网 | www.pmph.com | 人卫官方资讯发布平台 |

正颌及关节外科诊疗与操作常规

主　　编：罗　恩　祝颂松
出版发行：人民卫生出版社（中继线 010-59780011）
地　　址：北京市朝阳区潘家园南里 19 号
邮　　编：100021
E - mail：pmph @ pmph.com
购书热线：010-59787592　010-59787584　010-65264830
印　　刷：北京铭成印刷有限公司
经　　销：新华书店
开　　本：710×1000　1/16　印张：11
字　　数：186 千字
版　　次：2018 年 11 月第 1 版　2018 年 11 月第 1 版第 1 次印刷
标准书号：ISBN 978-7-117-27668-9
定　　价：40.00 元

打击盗版举报电话：010-59787491　E-mail：WQ @ pmph.com
（凡属印装质量问题请与本社市场营销中心联系退换）

总序

四川大学华西口腔医院始建于1907年,是中国第一个口腔专科医院。作为中国现代口腔医学的发源地,华西口腔为中国口腔医学的发展作出了杰出贡献,培养了一大批口腔医学大师巨匠、精英栋梁和实用人才。

百余年来,四川大学华西口腔医院坚持医疗立院、人才兴院、学术强院的发展思路,在临床诊疗、人才培养、科学研究、文化传承中不断创新发展,形成了华西特色的口腔临床诊疗规范和人才培养模式,具有科学性、指导性,易于基层推广。在多年的医疗工作、临床教学、对外交流、对口支援、精准帮扶工作中,深深地感到各层次的口腔医疗机构、口腔医务工作者、口腔医学生、口腔医学研究生、口腔规培医师,以及口腔医疗管理人员等迫切需要规范性和指导性的临床诊疗书籍。为此,四川大学华西口腔医院组成专家团队,集全院之力,精心准备,认真撰写,完成了这套诊疗与操作常规系列丛书。

《华西口腔医院医疗诊疗与操作常规》系列丛书共分17册,包括口腔医学所有临床学科专业。本系列丛书特点:①理论结合实际,既包括基础知识,又有现代高新技术;内容编排更贴近临床应用,深入浅出的理论分析,清晰的工作流程,明确的操作步骤;②体系完整,各分册既独立成书,又交叉协同,对临床上开展多学科会诊、多专业联动也有较强的指导性;③内容周详,重点突出,文笔流畅,既能作为教材系统学习,又能作为工具书查阅,还能作为临床管理工具运用,具有非常强的可阅读性和可操作性。

衷心感谢主编团队以及参与本系列丛书撰写的所有同仁们！感谢人民卫生出版社在出版方面给予的大力支持！感谢所有的读者！

谨以此书献给四川大学华西口腔医院 111 周年华诞！

《华西口腔医院医疗诊疗与操作常规》总主编

2018 年 9 月于华西坝

前言

牙颌面畸形与颞下颌关节疾病是口腔颌面外科常见的疾病。随着经济的发展和人民生活水平的提高，人们对口腔健康和容貌美越来越重视，该类疾病的诊疗需求迅速增长。

牙颌面畸形和颞下颌关节疾病由于涉及人群广泛、年龄跨度大、治疗方法多样、治疗周期长等特点，往往需要多个学科的配合和协同诊治，以达到更好的矫治效果。然而，目前国内尚无关于牙颌面畸形和颞下颌关节疾病的诊疗与操作常规，为其诊治方法的推广和普及造成了困难，造成该类疾患者群过分集中到国内数家知名医院就医的现状。

四川大学华西口腔医院（原华西医科大学华西口腔医院）是国内最早开展牙颌面畸形和颞下颌关节疾病治疗的单位之一。在王大章教授、胡静教授的引领下，经过多年艰苦努力和大量病例诊治，建立了较为完善和先进的牙颌面畸形和颞下颌关节外科综合矫治模式，并积累了丰富的临床经验。编写本书的目的是给广大口腔医疗工作者提供一本基于牙颌面畸形和颞下颌关节疾病诊疗专家团队多年临床经验传承和总结的诊疗和操作常规，为牙颌面畸形和颞下颌关节疾病诊疗中的多学科配合和协同提供沟通的桥梁。

本书内容涉及牙颌面畸形和颞下颌关节外科疾病的临床检查规范、分类与规范化治疗程序、手术模拟与预测操作常规、术前术后正畸操作常规、常见牙颌面畸形及关节疾病诊疗常规、正颌及关节外科手术操作常规、常见并发症诊疗常规，将常见牙颌面畸形和颞下颌关节外科疾病的特点与技术操作融为一体，行文简洁、条理性强，精炼地阐述了临床最实用的诊疗与技术操作常规。希望本书能为将要或正在从事牙颌面畸形和颞下颌关节疾病诊疗的医务工作者、相关学科医师和相关专业的研究生、规范化培训住院医师提供参考。

　　由于主编和编者水平有限,书中难免存在不少缺点和错误,希望得到同行专家和读者的指正。

罗　恩　祝颂松

2018 年 6 月于华西

目录

第一章

临床检查规范

第一节　病史采集与全身检查

对于要接受正颌及颞下颌关节外科手术与全身麻醉的患者,应该通过病史采集与全身检查全面了解其全身各主要器官的健康状况,从而对其能否耐受手术与麻醉进行准确评估。

【检查内容】

(一) 病史采集

1. 询问患者主要就诊原因,即主诉。

2. 询问患者全身疾病既往史

(1) 是否患过慢性长期消耗性疾病,如结核病等。

(2) 是否患过血液系统疾病,如血友病、再生障碍性贫血与血小板减少等。

(3) 是否患过佝偻病。

(4) 是否患过垂体和甲状腺功能异常。

(5) 是否有长期药物服用史。

(6) 是否有药物过敏史。

3. 询问患者口腔病史

(1) 是否有口腔不良习惯,如伸舌吞咽、吐舌、咬物、吮唇、吮指、吸颊、口呼吸等。

(2) 是否有牙齿及颌骨外伤史。

4. 询问患者家族遗传病史

(1) 询问母亲妊娠及分娩时的健康状况、药物使用情况。

(2) 询问父母三代直系亲属中有无类似骨性错𬌗畸形。

5. 询问患者的治疗要求。

6. 询问患者的年龄、职业与家庭状况。

（二）全身检查

1. 常规检查 包括体重、体温、呼吸频率、血压及脉搏等。

2. 心肺功能检查

（1）心肺器官听诊；

（2）心电图；

（3）胸部 X 线检查。

3. 实验室检查

（1）血常规检查：包括血红蛋白、白细胞、红细胞及血小板等；

（2）凝血功能检查；

（3）血型鉴定（包括 Rh 分型）；

（4）生化检查：包括肝功能、肾功能、电解质、血糖检查等；

（5）感染性疾病检查：包括乙肝病毒标志物、丙肝病毒、HIV、梅毒等；

（6）尿常规。

第二节　面部形态检查

临床医师应该结合不同种族的颜面特征，针对不同性别与年龄的患者，观察其面部形态和各部分比例，从而为治疗方案的设计提供必要的参考信息。

【检查内容】

1. 让患者放松站立或端坐在椅子上，头部应保持自然位，眼睛平视前方。

2. 正面形态检查

（1）检查面高比例：正常人面部应有均匀的三等份，即发际点至眉间点，眉间点至鼻下点，鼻下点至颏下点三部分长度基本相等。

根据面高变化可将面型分为：

1）平均面型：面部上、中、下三部分比例均等，软组织对称和谐。

2）长面型：面形窄长，由于上颌骨和颏部垂直发育过度所致。

3）短面型：面形方短，可因上下颌骨垂直发育不足所致。

（2）检查上唇高、唇颏高、微笑时是否露龈等。

1）上唇高是指鼻底点至上唇下缘的间距。

2）唇颏高是指下唇上缘至软组织颏下点的间距。

3）上唇高与唇颏高的正常比例约为 1:2。

4）在上唇自然松弛状态下，上颌中切牙切缘应在上唇唇缘下 2mm，微笑时暴露上颌切牙牙冠的 3/4，大笑时只应有少许牙龈暴露，休息位时上下唇应保持 2~3mm 间隙。

（3）检查面中线与面部的对称性。

1）正常情况下，眉间点、鼻尖点、上唇最凹点与颏部中点基本上位于正中矢状面上。

2）左右眉、眼、耳、颧突、鼻翼、口角和下颌角均应对称。

3）面部理想的比例为鼻翼宽约等于内眦间距，口裂宽约等于虹膜内缘间距，眶间距也应与面部其他结构和谐。

3. 侧面形态检查

（1）检查侧貌轮廓：根据面部侧貌轮廓可以将面型分为三种：

1）直面型：上下颌骨前后关系协调，软组织额点、鼻底点和颏前点基本在一条直线上。

2）凸面型：鼻底点在额点和颏前点连线的前方，提示Ⅱ类骨性错𬌗存在。

3）凹面型：鼻底点落于额点和颏前点连线之后，提示Ⅲ类骨性错𬌗存在。

（2）检查鼻唇角：鼻唇角是鼻小柱点、鼻底点与上唇突点连线形成的一个向前的夹角，正常值为 90°~110°，可以反映上颌骨前后位置和上颌前牙长轴倾斜程度。

（3）检查审美平面：将鼻尖点与颏前点的连线称为审美平面，又称 EP 线。该平面反映了鼻唇和唇颏间侧貌的协调关系，常用来评估上下唇突度。正常情况下，上唇在审美平面后方 1~2mm，下唇稍靠前几乎接触 EP 线。

（4）检查颏唇沟的深浅

1）颏唇沟深，下唇红组织外翻前突，常见于Ⅱ类患者。

2）颏唇沟浅，可见于Ⅲ类患者及开𬌗患者。

3）单纯颏部发育不足也可能造成颏唇沟变浅甚至消失。

（5）注意下颌角开张度：正常值为 120°~125°。

1）下颌角变大，表明下颌呈垂直生长型，前下面高增大，常见于下颌前突或骨性开𬌗。

2) 下颌角变小,表明下颌呈水平生长型,前下面高变短,多见于骨性深覆𬌗或方颌畸形。

4. 拍摄颜面正侧位面像,用于资料记录和总结以及治疗前后面形变化的对比。

第三节 口内检查

口内检查对正颌与颞下颌关节疾病患者的诊断及治疗非常重要,所以一定认真仔细地检查,不要遗漏任何一项。

【检查内容】

1. 牙弓检查

(1) 检查牙弓形状:可分为方圆形、卵圆形、尖圆形、混合形。

(2) 检查牙弓是否缩窄。

(3) 检查腭盖是否高拱。

(4) 检查上下颌牙弓关系是否协调。

(5) 检查中线是否对齐。

(6) 检查牙齿排列是否整齐,牙列是否拥挤。

(7) 检查𬌗曲线走向是否正常。

2. 前后牙𬌗关系

(1) 前牙𬌗关系

1) 检查前牙覆𬌗情况:有无对刃𬌗、反𬌗或深覆𬌗。

2) 检查前牙倾斜情况:有无舌侧倾斜或唇侧倾斜。

(2) 后牙𬌗关系

1) 检查上下颌第一恒磨牙关系:可分为中性𬌗、近中𬌗或远中𬌗。

2) 检查后牙是否反𬌗或锁𬌗。

3. 牙齿形态、大小和数目

(1) 检查有无畸形牙;

(2) 检查有无缺失牙;

(3) 检查有无多生牙;

(4) 检查有无阻生牙,如有阻生第三磨牙应在术前正畸治疗前拔除。

4. 龋病、牙周病与口腔卫生

(1) 检查患者是否有龋齿;

(2) 检查患者是否有龈炎、牙周炎。

5. 在牙尖交错位上拍摄口内正侧位咬合像,用于资料记录、总结以及治疗前后咬合关系变化的对比。

第四节　口颌系统功能检查

正颌外科与颞下颌关节关系密切,这不仅因为大部分的牙颌面畸形患者术前伴有颞下颌关节紊乱病(TMJD),而且还因正颌外科手术本身可能会引起关节的问题。

【检查内容】

1. 肌肉功能检查

(1) 检查唇肌的功能。

(2) 检查颏肌的功能。

(3) 检查咀嚼肌群有无压痛,左右对比检查。按咀嚼肌的解剖部位,扪触颞肌前份(下颌支前缘向上)、翼外肌下头(上颌结节上方)和翼内肌下部(下颌磨牙舌侧后下方和下颌支内侧面)。

(4) 检查咬肌是否肥大、痉挛,两侧是否对称。

(5) 怀疑肌功能异常者,肌电图检查可进一步了解肌功能情况。

2. 下颌运动功能检查

(1) 检查张口度:即上下颌切牙切缘间距,正常范围 35~50mm。临床上一般用患者手指粗略估计张口度,能容纳三指者为正常;二指为中度张口受限;一指为重度张口受限。超过三指可视为张口度过大。

(2) 检查张口型:正常张口型是下颌垂直向下,用"↓"表示,若偏向一侧,用"↘"或"↙"表示。张口时下颌左右偏摆也不正常。

(3) 检查侧方运动:以牙中线为标准,嘱患者下颌在上下颌牙轻轻接触的情况下向一侧作最大运动,其正常运动范围一般为 5~10mm。

(4) 检查前伸运动:嘱患者下颌尽量前伸,测量上下颌中切牙切缘间距,即为下颌最大前伸度,正常范围为 5~10mm。怀疑有关节疾患者,可采用下颌运动描记仪可定性和定量检测下颌运动功能状况。

3. 𬌗及咬合功能检查

(1) 检查上下颌牙齿对位接触关系。

(2) 检查𬌗干扰情况。

1) 检查牙尖交错位和正中关系位之间有无𬌗干扰；

2) 检查前伸𬌗运动时后牙有无𬌗干扰；

3) 检查侧方𬌗运动时，平衡侧有无𬌗干扰。

4. 颞下颌关节的检查

(1) 检查有无关节疼痛。

(2) 检查有无弹响。

(3) 检查有无运动异常。

(4) 询问有无关节外伤和感染史。

(5) 询问有无磨牙症、偏侧咀嚼和紧咬牙等不良习惯。

第五节　牙颌模型检查

牙颌模型能够真实反映牙齿、牙槽骨、腭部和基骨的形态和位置，它是对牙颌面畸形进行诊断分析、治疗设计和疗效评估必不可少的记录资料。

【检查内容】

1. 一般观察

(1) 从石膏模型上直接观察牙齿外形大小、拥挤和错位情况。

(2) 观察中线位置是否偏斜。

(3) 观察前牙覆𬌗覆盖和后牙𬌗关系。

(4) 检查基骨发育是否饱满。牙槽基骨是颌骨支撑牙齿位置的一部分，检查上下颌基骨发育是否正常可以了解颌骨的发育情况。

2. 牙弓和基骨弓测量

(1) 测量牙弓应有弧形长度：用分规或游标卡尺分别测量第一恒磨牙前牙弓内各个牙齿牙冠的最大宽度，将各牙冠宽度依次连在一条直线上，此线长度就是牙弓应有的弧形长度。

(2) 测量牙弓现有弧形长度：从上下颌第一恒磨牙近中接触点开始，用黄铜丝沿位置正常的触点及排列正常的切牙切缘弯至对侧第一恒磨牙的近中接触点止,呈一条规则弧形,其长度即为现有牙弓的弧形长度。

(3) 计算牙弓拥挤度:即将牙弓应有的弧形长度减去牙弓现有的弧形长度。

(4) 测量牙弓宽度:

1) 前牙弓宽度:指第一前磨牙中央沟中点之间的距离。

2) 后牙弓宽度:指第一磨牙中央窝之间的距离。

(5) 测量牙弓长度:指中切牙近中触点至左右第一恒磨牙远中触点连线之间的垂直距离。

(6) 观察牙弓对称度,可用透明坐标板和分规进行测量。

(7) 测量基骨弓

1) 基骨弓宽度:指左右第一前磨牙颊侧移行皱襞处牙槽骨最凹点之间的距离。

2) 基骨弓长度:指左右中切牙唇侧黏膜移行处牙槽骨最凹点至左右第一恒磨牙远中接触点连线之间的垂直距离。

(罗恩 刘尧)

第六节 影像学检查

【概述】

影像学检查是正颌及颞下颌关节外科诊断颌面部畸形性质或颞下颌关节疾病、指导手术设计及评估术后情况的重要检查方法,故影像学资料应根据患者实际情况详尽存留追踪。根据各类影像学检查的优缺点综合考虑选择适宜的检查方式,同时影像学检查的选择应遵循放射剂量正当化、合理化及最优化原则。

(一) 全景片

全口牙位曲面体层 X 线片俗称全景片,可观察下颌骨形态结构、整个牙列和牙齿情况。

【适应证】

1. 检查牙齿牙列情况 可观察牙齿数目、位置、形态、邻接关系及颌骨骨质改变。

2. 观察颌骨形状结构特征,评估手术难度风险。

(1) 可观察下颌骨、鼻中隔及上颌窦底情况,大致了解下牙槽神经管、下颌孔和颏孔等重要解剖标志。

(2) 大致测量下颌孔至下颌支后缘距离,下颌孔至乙状切迹距离,评估宽面畸形两侧下颌角部分切除修整的范围。

(3) 可观察双侧下颌髁突形态是否对称及与颞骨关节凹的大致位置关系,部分髁突及关节凹骨皮质情况。

(4) 可观察颞下颌关节强直、下颌髁突肥大、特发性吸收及骨软骨瘤等影响下颌骨形态与咬合的情况。

3. 评估术后情况　观察正颌关术后颌骨切开部位,周围重要结构情况,术区钛板钛钉牵张器位置及稳定情况。

【注意事项】

1. 对于下颌骨过度发育或发育不全的患者,可调整上下颌前后位置关系使颌骨尽量进入全景扫描焦点槽。

2. 正颌术后颌间固定患者可采用颏托定位,使患者颏部前缘紧贴颏托拍摄。

3. 正颌术后患者体质虚弱,拍摄时若发生晕厥等意外情况及时终止曝光。必要时家属穿戴防护设施陪同拍摄防止意外发生。

(二) X 线头影测量正、侧位片

X 线头影测量通过拍摄时使用头颅定位仪固定头位并设定标尺,X 线片测量计算各类角度、线距和比例,分析颅面及牙颌硬软组织结构形态。X 线头影测量侧位用于观察颅面和牙颌结构前后向和垂直向的异常。正位则用于观察水平向和垂直向的不对称畸形。

【适应证】

1. 术前分析　可分析颅颌面部前后向、水平向、垂直向畸形形成机制、性质及类型。

(1) 头影测量侧位片:可观察上颌前突 / 后缩,下颌前突 / 后缩,双颌畸形及长面综合征等颌面畸形。小下颌畸形患者亦可观察测量上气道前后径距离。

(2) 头影测量正位片:可观察上颌偏斜、下颌偏斜、半侧颜面萎缩症及长面综合征等颌面畸形。

2. 指导手术设计,预测手术效果　应用面型预测分析技术,模拟拼对术后颅面关系与牙颌位置指导手术设计,预测手术效果。

3. 评估术后效果

（1）观察颌骨切开部位。

（2）观察颅颌面软硬组织相对位置关系的改变。

（3）下颌手术后上气道的改变。

（4）术区钛板钛钉牵张器位置及稳定情况。

（5）长期追踪的术后 X 线片对比可评价术后颌骨改建及稳定情况。

【注意事项】

1. 拍摄时一般要求患者咬合在牙尖交错位,对于某些需要预测颌骨正畸正颌术后改变,可根据临床医师要求切对切咬合或戴咬合板拍摄。

2. 正颌术后颌间固定的患者应直接在固定的咬合位置拍摄。

（三）许勒位片

许勒位通过颞下颌关节经颅侧斜位拍摄检查,可观察到颞下颌关节外侧1/3 侧斜位影像。两侧关节分别拍摄闭口位及开口位,可观察下颌髁突开口动度。

【适应证】

1. 观察颞下颌关节外 1/3 形态结构及对称性。

2. 观察颞下颌关节外 1/3 间隙,间隙的改变可间接推测关节盘移位情况。

3. 观察颞下颌关节外 1/3 骨质改变,髁突、关节凹及关节结节骨质吸收或增生。

4. 观察颞下颌关节动度,通过闭口位和开口位对比了解下颌髁突动度是否正常。

【注意事项】

1. 患者乳突气房形态与髁突水平及垂直角个体差异大,关节间隙可能显示不准确。

2. 儿童髁突表面矿化程度较低,骨皮质较薄模糊需与髁突骨质病理改变相鉴别。

3. 许勒位片观察范围主要为颞下颌关节外侧 1/3 侧斜位影像,如需观察颞下颌关节内侧骨质改变情况,可进一步选择 CT 检查。

（四）颞下颌关节造影

颞下颌关节造影检查可观察关节盘位置,判断关节盘是否穿孔。分为上腔造影、下腔造影与双腔造影。普通关节造影可拍摄许勒位等静止图像,而 X 线动态摄影可连续动态观察造影后关节盘移位穿孔情况。

【适应证】

1. 颞下颌关节紊乱病关节盘移位等软组织疾病;

2. 颞下颌关节紊乱病关节盘穿孔等器质性病变。

【禁忌证】

1. 碘过敏史、出血病病史的患者;

2. 正使用抗凝药物患者;

3. 颞下颌关节局部皮肤感染的患者。

【注意事项】

1. 颞下颌关节造影为有创检查,其诸多适应证可被无创的 MRI 检查代替。

2. 造影后 X 线平片检查影像有重叠掩盖,可根据情况选择螺旋 CT 或 CBCT 检查。

(五)锥形束 CT

锥形束 CT(cone-beam computed tomography,CBCT)是口腔颌面部常用的三维扫描方法。其骨组织成像精细,放射剂量比传统螺旋 CT 小、像素各向同性,可进行实际测量。

【适应证】

1. 术前分析

(1)断层图像可观察牙齿数目、位置、形态、邻接关系及颌骨骨质改变。

(2)观察下牙槽神经管、下颌孔和颏孔等重要解剖位置。

(3)三维重建图像可较精确地测量分析颅颌面部畸形的形成机制、性质类型。

(4)观察上气道形态,测量分析其径线、角度及体积数据。

(5)多平面观察颞下颌关节骨性结构各种骨质改变。

(6)测量颞下颌关节径线、角度及体积数据进行量化分析。

(7)颞下颌关节造影后可行 CBCT 检查多平面观察关节盘。

2. 指导手术设计,预测手术效果。

(1)下颌支斜行或垂直骨切开术前可在三维重建数据下测量下颌孔至下颌支后缘距离。

(2)下颌支矢状骨劈开术前可测量下颌孔至乙状切迹距离。

（3）宽面畸形术前设计两侧下颌角部分切除修整范围。

（4）全面准确展示颞下颌关节间隙及髁突在关节凹中的位置为制订诊治方案提供参考。

（5）可利用软件直接在三维重建图像上进行手术模拟,直观预测手术效果。

3. 评估术后效果

（1）断层图像能观察颌骨切开部位骨质改建情况,术区钛板钛钉牵张器位置及稳定情况。

（2）利用软件可将术前术后三维重建数据重合,直观的观察手术对颌骨、气道形态的影响。

【注意事项】

1. 术后患者观察注意区别术区钛板钛钉牵张器金属伪影与钛钉周围骨质吸收征象。

2. 颞下颌关节 CBCT 检查应根据临床需要选择观察范围与精度。

3. 一般 CBCT 拍摄时都要求患者咬在牙尖交错位,临床医师需固定调整髁突位置等情况可根据其要求特殊咬合。

4. CBCT 仅能观察肌肉大致轮廓,观察关节盘需结合其他检查方式。

（六）螺旋 CT

螺旋 CT 由于其密度分辨率高、扫描范围广,为手术模拟规划、导板设计、手术导航等诊疗环节提供较完整的数据支持,但骨组织成像逊于CBCT。

【适应证】

与前述 CBCT 大致相同,亦可通过软组织窗观察颌面部肌肉形态及软组织间隙情况。

【注意事项】

1. 螺旋 CT 图像金属周围放射状伪影较大,注意区别正颌术后患者术区钛板钛钉牵张器金属伪影与钛钉周围骨质吸收征象。

2. 螺旋 CT 图像可观察肌肉轮廓,但骨组织分辨率不及 CBCT,可根据观察重点行窗宽窗位的选择。

3. 螺旋 CT 检查时应遵循放射剂量正当化、合理化及最优化原则。

（七）磁共振成像

磁共振成像（magnetic resonance imaging,MRI）通过外加梯度磁场检测观察部位发射出的电磁波,软组织分辨率高,可多层面成像观察关节盘、周围软组织结构及髁突骨髓腔形态,无电离辐射,是诊断关节盘移位和变形的有效检查方法。

【适应证】

1. 观察颞下颌关节盘移位变形穿孔等改变。

2. 观察颞下颌关节腔积液。

3. 颞下颌关节肿瘤。

4. 动态 MRI 可实时反映髁突运动过程中关节盘位置改变。

5. 正颌术后间隙感染。

【禁忌证】

1. 装有心脏起搏器或心脏支架、血管支架、心脏搭桥、神经刺激器的患者。

2. 颅内有银夹、眼球内金属异物者。

3. 动脉瘤术后、心脏手术并有人工心瓣膜者。

4. 装有胰岛素泵者。

5. 精神因素或全身情况不适合检查者,扫描时间内经处理仍不能保持体位不动者。

【注意事项】

1. MRI 检查前需要取下含金属的物品。

2. 口内有较少单位固定义齿的患者在良好粘接的情况下可接受 MRI 检查。

3. 口内固定义齿产生的伪影以不影响兴趣区观察为宜,其大小跟其材料属性相关,调整扫描参数可能会改善图像质量。

(八)面部软组织三维立体摄影检查

常见牙颌面畸形很少只表现为牙颌二维空间结构的异常,多数畸形可涉及软硬组织三维结构的不协调。常用的二维平面的分析方法,不能完全满足复杂牙颌面畸形诊治的需要。因此,有必要采用面部软组织三维立体摄影检查对牙颌面畸形进行更为全面的分析诊断和治疗设计。

【适应证】

1. 术前分析

(1) 观察患者正面面部形态。

(2) 观察患者侧面面部形态。

（3）精确测量分析颅颌面部软组织畸形程度。

2. 指导手术设计,预测手术效果。

（1）利用相关软件模拟手术前后面部软组织的变化情况。

（2）直观预测手术效果,便于医患沟通。

3. 评估术后效果。

【注意事项】

1. 三维面相的精度和准确性受多种因素的影响,包括三维面相清晰度和完整性,操作者的技术水平因素,不同系统之间的差异。

2. 对于特殊人群,尤其是婴幼儿,采集图像的难度较高。操作者需要多次重复采集以获得理想的图像。

3. 大多数立体摄影系统无法很好地捕获毛发的结构,会使头面部区域表面数据的大量缺失,最终导致图像变形。前额和耳朵区域最容易受到头发的影响,可以使用发夹或发带来避免这方面的干扰。

（罗　恩　刘　莉）

第七节　心理状态评估检查

牙颌面畸形严格说来不是一般意义上的疾病,而是对人体口颌系统功能和心理健康造成损害和不良影响的牙面残疾或缺陷。正颌及颞下颌关节外科医师所面临的诊治对象就是这些可能有心理问题的牙颌面畸形患者,其心理状况的评估也是正颌及颞下颌关节外科临床检查中不可忽视的一个重要内容。

【检查内容】

1. 对于需要接受正颌与颞下颌关节外科诊治的患者,术前需要询问和了解的主要内容包括:

（1）询问患者自认为有哪些畸形,需要医师解决什么问题。对畸形的描述与客观检查相符并有明确要求的患者,其术后反应通常很好。

（2）询问患者发现畸形时间的长短,是自己意识到的,还是别人察觉的,这与求治动机有关。具有内在求治动机者比外在动机者对术后效果的满意度高。

（3）询问患者是先天性畸形还是后天获得性畸形。一般说来，先天性畸形术后总会有改善，患者容易满意；而获得性畸形的患者则非常希望恢复原貌，术后心理反应往往不良，容易产生纠纷。

（4）询问患者的年龄和所从事的职业。一般说来，年龄小的患者比年纪大的患者术后心理反应好。年龄较大的患者心理反应难以预料，这部分患者一般只希望改善容貌，并不追求大幅度改变面部外形。另外，某些特殊职业（如影视演员）并不存在明显畸形，手术的目的是为了使自己更完美，因此对术后美容效果期望值很高，对这类患者术前应充分交流。

（5）判断患者是否具有良好的心理素质和社会适应能力，属于何种精神类型。具有神经质或抑郁性格的患者对于手术结果的预期与反应常常难以预料。

2. 针对患者的不同反应，术前应给予患者必要的解释和心理支持，其主要内容包括：

（1）术前应向患者详细说明手术的目的和可能达到的矫治效果，打消患者一些不切实际的幻想，可以向患者展示以往类似病例手术前后的照片，使患者对手术充满信心。

（2）术前应向患者和家属解释手术的局限性和危险性，包括可能发生的并发症。

（3）术前应预先告诉患者，手术后其他人可能对其容貌的变化有不同的反应，甚至可能存在负面的评价。

3. 在完成术前心理状况评估和分析后，应该筛选出不宜进行手术治疗的患者，避免不必要的医疗纠纷。以下几种情形不宜进行手术：

（1）过分要求保密的患者，尤其是对有亲密关系的人（如父母和配偶等）保密者。

（2）期望值过高，要求过分的患者。对拿着某个特定对象如影视明星的照片要求严格按其模样进行手术的患者，不宜接受正颌外科治疗。这类患者对手术效果往往有不切实际的幻想和过高的期待。

（3）极力夸大面部畸形或缺陷程度，对其生活和工作造成的负面影响的患者。

（4）在个人生活和工作中有突发事件，如近期内发生家庭危机和恋爱失败的患者。

（5）极力劝说医师给予其手术，表现出急不可待的患者。对这类患者要慎重,应彻底弄清其求医原因和动机。

(6) 对手术犹豫不决,对术中和术后可能的风险与并发症不能接受的患者。

(罗 恩 刘 尧)

第二章

疾病分类与治疗程序

第一节　疾　病　分　类

（一）牙颌面畸形的分类

关于错𬌗的分类方法很多,但国际上应用最为广泛的错𬌗分类法仍然是安氏分类法。该分类法于 1899 年由 Angle 提出,根据上下第一恒磨牙的𬌗关系将错𬌗分为Ⅰ类错𬌗,Ⅱ类错𬌗和Ⅲ类错𬌗。Lischer 又把安氏Ⅰ类错𬌗称为中性𬌗,把Ⅱ类错𬌗称远中𬌗,把Ⅲ类错𬌗称为近中𬌗。

采用 Angle 分类法对牙颌面畸形进行分类大致如下:

(1) 骨性Ⅰ类错𬌗:主要是双颌前突。

(2) 骨性Ⅱ类错𬌗:主要包括下颌后缩和上颌前突,或上颌前突伴下颌后缩。

(3) 骨性Ⅲ类错𬌗:主要包括下颌前突和上颌后缩,或下颌前突伴上颌后缩。

不难看出,用安氏方法对牙颌面畸形进行分类不仅具有局限性,而且难以明确畸形发生的部位是上颌还是下颌。迄今为止,关于牙颌面畸形目前并没有统一的分类方法,临床上一般根据颌骨大小和位置在前后、垂直和水平方向上的异常对其特征进行直接描述,就颌骨位置而言可以表示为前突或后缩;就大小而言可以命名为发育过度或发育不足。

参考国外的一些分类方法,以方便临床诊治为由,这里把牙颌面畸形的临床分类简要归纳如下:

(1) 颌骨前后向发育异常

1) 上颌发育过度,又称上颌前突,包括上颌前部牙槽骨与全上颌发育过度。

2）上颌发育不足，也称上颌后缩。

3）下颌发育过度，即下颌前突，也包括下颌前部牙槽骨发育过度。

4）下颌发育不足，又称下颌后缩。如伴有下颌支与颏部发育不足，又称为小下颌畸形。

（2）颌骨垂直向发育异常

1）上颌垂直向发育过度：主要指骨性开𬌗或长面综合征。

2）上颌垂直向发育不足：骨性深覆𬌗或短面综合征。

（3）颌骨横向发育异常

1）发育过度：主要指由于双侧咬肌肥大伴下颌角发育过度引起的方颌畸形，往往合并颏部发育不足，呈方形面容，国外有学者称为宽面综合征。

2）发育不足：临床最多见的是上颌横向发育不足，表现为上颌牙弓缩窄，也有少部分下颌横向发育不足，表现为下颌牙弓缩窄。

（4）颏部畸形

1）颏部骨骼前后向发育不足或过度引起的颏后缩或突颏畸形；

2）颏部垂直向发育不足或过度；

3）颏部偏斜畸形。

（5）双颌畸形：指同时存在于上下颌骨的发育性畸形，常见的双颌畸形有：

1）下颌前突伴上颌发育不足；

2）上颌前突伴下颌发育不足；

3）上颌垂直向发育过度伴下颌后缩；

4）双颌前突，在东方人群以上下颌前部牙槽骨发育过度为多见。

（6）颜面不对称性畸形：颜面不对称畸形可在单一颌骨发生，也可同时累及上下颌骨。主要有半侧颜面短小畸形，单侧下颌发育过度，半侧下颌肥大，也称半侧颜面肥大畸形等。某些严重的不对称畸形，同时累及颜面软硬组织，如进行性半侧颜面萎缩畸形等。

（7）获得性牙颌面畸形：主要指在出生后的生长发育期，因各种疾病、外伤或治疗引起的继发性牙颌面发育畸形。此类畸形往往需配合正颌外科的诊治技术以达到矫治畸形，恢复功能的效果。

（二）颞下颌关节疾病的分类

在国外对颞下颌关节病的众多分类中，多数作者将其分为颞下颌关节本身疾病和咀嚼肌类疾病。有关颞下颌关节疾病的分类和有关颞下颌关节紊乱病的分类,尤其后者,由于对其病因尚未完全清楚,所以至今尚无统一的国际分类标准。

1. 颞下颌关节紊乱病　是一组临床疾病的总称。至今尚无一个理想的分类方法。迄今,我国目前将颞下颌关节紊乱病在临床上分为4类,每一类分有若干型:

(1) 咀嚼肌紊乱疾病类:主要为咀嚼肌的功能不协调、功能亢进和痉挛以及肌筋膜痛,实际上是关节外疾患。常见类型包括:

1) 翼外肌功能亢进;

2) 翼外肌痉挛;

3) 咀嚼肌群痉挛;

4) 肌筋膜痛。

(2) 关节结构紊乱疾病类:又称关节内紊乱或内错乱症,是颞下颌关节紊乱病中构成比最高的一类。为关节盘、髁突和关节窝之间的正常结构关系紊乱,尤其是关节盘 - 髁突这一有机复合体出现结构关系的异常改变。常见如下几型:

1) 可复性盘前移位;

2) 不可复性盘前移位;

3) 关节囊扩张伴关节盘附着松弛。

(3) 炎性疾病类:这一类疾病不是指由细菌引起的感染性疾病,而是指由各种原因造成的过大开口或外伤,引起滑膜或关节囊的急性炎症;也可由殆创伤因素等引起滑膜或关节囊的慢性炎症。

(4) 骨关节病(骨关节炎)类:这类疾病以前称为关节器质性改变类。通过影像学和关节内镜等检查可以发现关节骨、软骨和关节盘有退行性改变。常见类型包括:

1) 关节盘穿孔;

2) 关节骨质退行性变;

3) 关节盘穿孔、破裂伴关节骨质退行性变。

2. 颞下颌关节脱位　髁突脱出关节窝以外,超越了关节运动的正常限度,以至于不能自行复回原位者,称为颞下颌关节脱位。

(1) 按部位分类

1) 单侧脱位;

2) 双侧脱位。

（2）按性质分类

1）急性脱位；

2）复发性脱位；

3）陈旧性脱位。

（3）按髁突脱出的方向、位置分类

1）前方脱位；

2）后方脱位；

3）上方脱位；

4）侧方脱位。

3. 颞下颌关节强直　关节强直是指由于疾病、损伤或外科手术而导致的关节固定，运动丧失。临床上可分为：

（1）关节内强直：由于一侧或两侧关节内发生病变，最后造成关节内的纤维性或骨性粘连，又称为真性关节强直。

（2）关节外强直：发生在关节外上下颌间皮肤、黏膜或深层组织，又称为颌间痉挛或假性关节强直。

（3）混合性强直：关节内和关节外强直同时存在。

4. 颞下颌关节囊肿、瘤样病变及肿瘤

（1）颞下颌关节囊肿

1）腱鞘囊肿；

2）滑膜囊肿。

（2）颞下颌关节良性肿瘤及瘤样病变

1）髁突骨瘤；

2）骨软骨瘤；

3）滑膜软骨瘤；

4）腱鞘纤维瘤；

5）髁突黏液瘤；

6）成软骨细胞瘤。

（3）颞下颌关节恶性肿瘤

1）原发性肿瘤：骨肉瘤、软骨肉瘤、滑膜肉瘤、纤维肉瘤等。

2）转移瘤：可来自腮腺、中耳、外耳道及鼻咽部等邻近部位，可也来自乳腺、甲状腺、肺、直肠、肾及前列腺等身体其他部位的恶性肿瘤。

（李继华　姜　楠）

第二节 治 疗 程 序

（一）牙颌面畸形的治疗程序

1. 口腔颌面系统的适应性改建在生长发育高峰期尤为明显，早期功能性治疗可通过改变口腔颌面部肌肉的功能促进牙颌面生长发育达到治疗或预防畸形的目的。

2. 但在一些较为复杂、对患者生活质量影响较大的畸形，如唇腭裂继发的严重颌骨畸形、影响呼吸功能的颌骨畸形（骨性Ⅱ类错𬌗、关节强直），以及伴有颅颌面发育畸形的综合征等，可考虑早期正颌手术治疗、牵张成骨术、扩弓术等。

3. 但儿童或青少年，只有在特殊情况下（如面临学校或同龄人造成的心理压力）才会应用正颌手术治疗。

4. 大多数牙颌面畸形的患者，尤其是颌骨发育过度畸形患者，应在成年以后，面部生长发育完成后，接受正畸 - 正颌联合治疗。

5. 正颌外科患者牙颌面畸形的常规治疗程序和步骤一般包括：检查诊断→制订手术和正畸治疗方案→术前正畸→外科手术→术后正畸。

6. 由于传统的正畸 - 正颌联合治疗周期较长，导致部分患者不能遵守经典的治疗程序，且正畸去代偿后可能充分暴露了牙颌面畸形，加重患者的术前心理负担。2009 年日本学者 Nagasaka 首次提出了"手术优先"正颌 - 正畸治疗的理念，并成功应用于临床病例。"手术优先"正颌 - 正畸治疗几乎不进行或只进行尽可能少的术前正畸准备，而先进行正颌手术，术后再配合正畸治疗。

（二）颞下颌关节疾病的治疗原则

1. 颞下颌关节紊乱病的防治原则

（1）以保守治疗为主，采用对症治疗和消除或减弱致病因素相结合的综合治疗。

（2）治疗关节局部症状的同时应改进全身状况和患者的精神状态，包括积极的心理支持治疗。

（3）应对患者进行医疗知识教育，有时需反复进行，使患者能理解本病的性质。

（4）遵循一个合理的、合乎逻辑的治疗程序。

（5）治疗程序应先采用可逆性保守治疗，如服药、理疗、封闭和殆板等；后采用不可逆性保守治疗，如调殆、正畸矫治等；最后选用关节镜外科和各种关节外科手术治疗。

2. 颞下颌关节脱位的治疗原则

（1）颞下颌关节急性脱位后，应及时复位，否则在脱位髁突周围和关节窝内的纤维组织逐渐增生后，则难以复位。复位后应限制下颌运动。

（2）颞下颌关节复发性脱位，单纯限制下颌活动不能达到防止再脱位的目的。一般可注射硬化剂；如硬化剂治疗无效，可以采用手术治疗，如关节镜外科手术、关节结节增高术、关节囊紧缩及关节结节凿平术等。

（3）颞下颌关节陈旧性脱位已有组织学改变者，手法复位比较困难，其治疗一般应以手术复位为主。

3. 颞下颌关节强直的治疗原则

（1）关节内强直和关节外强直一般都需要采用外科手术治疗。

（2）在施行手术前，必须有正确的诊断，幼儿及青少年时期发生关节强直，常常引起以下颌严重发育不足为主的一系列牙颌面畸形及其睡眠呼吸暂停综合征。

（3）首先要确定是关节内强直、关节外强直或混合性强直；确定强直的性质是纤维性还是骨性；病变是单侧或双侧；病变的部位和范围，才能制订正确的手术计划。

4. 颞下颌关节囊肿、瘤样病变及肿瘤的治疗原则

（1）颞下颌关节囊肿在临床上极为罕见，颞下颌关节肿瘤在临床上亦不多见，但因其往往存在与颞下颌关节紊乱病相类似的症状，因此在鉴别诊断中应给予高度重视，以免误诊、误治。

（2）颞下颌关节肿瘤的治疗应遵循肿瘤的外科治疗原则，但外科切除后应考虑同期或分期进行关节结构及功能重建。

（李继华　姜　楠）

第三章

手术模拟与预测操作常规

第一节 头颅 X 线片手术设计与分析

【概述】

正颌外科术前通常采用的方法是通过头颅 X 线片描绘出头影描迹图（cephalometric tracing）进行手术预测。这种设计手段和预测方法，正畸医师称为 VTO 分析法（visual treatment objective）。

【主要目的】

1. 确定术前正畸治疗目标。

2. 筛选能取得最佳功能和美容效果的手术方案。

3. 获取面型侧貌变化可视图，用于会诊和医患交流。

【手术设计与分析】

在术前正畸治疗结束后（详见第四章第一节术前正畸），手术设计步骤如下：

1. 取两张透明硫酸纸，一张按常规描出患者的头影图迹作为母板；另一张分别描绘出带牙齿的上颌或下颌轮廓图。

2. 将第二张描图纸上的上颌或下颌轮廓沿其边缘剪下，形成模板图（template）。

3. 根据手术类型，参照磨牙与切牙关系以及正常值，将已剪下的上颌或下颌模板图进行移动，直至合适位置，并用透明胶纸暂时固定移动对位后的上颌或下颌模板。

4. 用彩色笔将移动至新的位置的上颌或下颌模板透描在第一张头影图迹上，重点显示出切牙、第一磨牙以及颌骨的轮廓。

5. 移去上颌或下颌模板图,在第一张头影描图上,测量并标记出牙骨段的移动距离与方向。用彩色笔添描出新的软组织轮廓,预测出术后颜面侧貌的变化情况。

【注意事项】

1. 应先模拟设计完颌骨手术后再作颏成形术的 VTO 分析。

2. 在描记头影轮廓时需清晰描绘各点,减少人为误差。

3. 需进行软组织术后改变预测,通过预测术后的面型侧貌,得到一个可视化的预后效果。

第二节　模型外科手术设计与分析

【概述】

模型外科(model surgery)是将患者的咬合关系转移到𬌗架上,并将转移到𬌗架上的石膏模型进行截断、移动和拼对,并制作𬌗板作为术中截骨模板,并确保手术后咬合关系和功能。

【主要目的】

1. 提供三维空间实体,特别是牙弓宽度改变的信息与数据。

2. 对颌位关系、牙尖交错位、𬌗曲线、前牙覆𬌗覆盖以及𬌗干扰情况进行全面的观察和研究。

3. 确定骨切开部位、方向与截骨量,并观察牙 - 骨段移动后的具体位置,为准确施术提供指导。

4. 确定咬合关系,制作定位𬌗板。

5. 评估和预测术后咬合关系和功能,分析可能存在的问题,指导术后正畸治疗。

【手术设计与分析】

1. 取印模制作石膏牙𬌗模型及蜡𬌗记录　用弹性印模材料取上、下颌印模,并用之灌制石膏模型。取𬌗蜡是为了记录上、下颌之间的位置关系,以确定上、下颌模型术前的咬合状态。

2. 上𬌗架

(1) 单颌手术的模型外科分析可以选用非解剖式简单𬌗架直接转移𬌗

关系。

（2）复杂双颌手术的模型外科分析应选择解剖式𬌗架，并通过使用面弓转移牙尖交错位关系。

3. 移动、切割和拼对模型

（1）首先在上、下颌模型基底部各作一条水平参考线，通过上颌尖牙以后的各牙尖分别作至水平参考线的垂线。通过上颌牙尖作短线向下垂直延至下颌牙的颊面上。

（2）根据 X 线和 CT 影像学所作出的预测，以及手术要求达到的咬合关系移动、切割和拼对上下颌模型或牙 - 骨块。

（3）测量和记录模型外科前后上下颌牙弓宽度和长度，各牙 - 骨段和相关牙之间，上下颌位置关系在三维空间的位移，最后在最终确定的位置上制作定位𬌗板。

4. 制作定位𬌗板   定位𬌗板分为中间𬌗板和终末𬌗板。如单颌手术，仅通过应用一个终末𬌗板就可以引导颌骨重置；如果进行双颌手术时，必须通过一个中间𬌗板和一个终末𬌗板保证骨段重置的准确性。

第三节   数字化手术设计与分析

【概述】

利用现代数字影像技术所得到的多模式图像数据，通过计算机处理和分析，可以在可视化模型上准确地模拟出手术步骤。基于头颅三维 CT 图像上模拟手术，提高了手术的可预测性，减少了手术并发症。

【主要目的】

1. 二维和三维的头影测量；

2. 模拟手术设计过程；

3. 容貌的预测；

4. 数字化𬌗板制作。

【手术设计与分析】

数字化设计分为二维预测分析与三维预测分析。

1. 计算机辅助二维预测分析

（1）预测分析步骤

1）头颅定位侧位片常规输入并进行投影测量分析明确诊断。

2）侧面照片导入并与头颅定位侧位片进行重叠拟合。

3）按手术方案进行手术模拟。

4）软件自动生成治疗结果预测。

5）反复以上步骤直至模拟满意，与患者沟通。

（2）注意事项

1）拍摄照片和拍摄 X 线片前医嘱训练使软组织处于自然放松的状态。

2）SNP 应在自然头位的获取。

3）侧面照片与 X 线侧位片的重叠拟合。

4）预测术后效果应有所保留。

（3）不足之处

1）横向发育不足或是畸形不能完全体现，需通过模型外科补充。

2）正面预测则缺乏基础数据。

2. 计算机辅助三维预测分析

（1）预测分析步骤：根据不同的三维计算机设计预测软件，具体的操作步骤不同，但大都归纳为：

1）CT 数据导入计算机并重建颌骨。

2）利用软件进行手术方案设计。

3）三维软组织预测面型。

（2）不足之处

1）正常𬌗投影测量三维数据库建缺乏大样本量数据。

2）2D 或 3D 面像的重叠拟合到三维骨性结构仍处于发展阶段。

3）模型的重叠拟合到三维骨性结构是实现数字化模型外科的前提，过程复杂，仍需要不断地优化和简化。

（祝颂松　毕瑞野）

第四章

术前术后正畸操作常规

对于绝大多数骨性牙颌面畸形的患者,除有颌骨大小位置的异常外,还常常伴有牙齿排列错乱和咬合关系失调,往往需要采用正颌 - 正畸联合治疗。应用现代正畸技术恢复牙 - 基骨正常关系,通过正颌手术改变颌骨位置,再运用正畸手段建立协调、稳定的𬌗关系,最终获取形态和功能俱佳的治疗效果。

正颌 - 正畸联合治疗牙颌面畸形的全过程主要包括:①检查、诊断及治疗设计;②术前正畸;③固定弓丝与手术𬌗板的制作;④外科手术;⑤术后正畸;⑥保持及功能训练。除正颌外科手术由口腔颌面外科医师具体施行外,其他皆有正畸医师参与完成。

第一节 术 前 正 畸

【治疗原则与方案】

骨性牙颌面畸形患者的术前正畸治疗主要是为成功施行正颌外科手术做准备,术前通过正畸治疗去除牙列代偿、排齐牙列、整平𬌗曲线,建立牙与颌骨之间正常的关系,为外科手术顺利地切开颌骨、移动牙 - 骨块至预期位置固定,同时为最大限度地建立术后美观、稳定和健康的牙𬌗关系创造条件。

(一)术前正畸目的

1. 排齐牙列,去除牙列代偿与𬌗干扰,释放限制颌骨移动的因素。

2. 拓展牙齿间间隙,分开牙根,便于骨切开术顺利进行。

3. 矫正异常𬌗曲线,协调上下颌牙弓宽度,为建立术后良好的𬌗关系打下基础。

（二）常见骨性错𬌗的术前正畸处置要点

1. Ⅱ类骨性畸形

（1）牙弓的扩大：绝大多数Ⅱ类骨性错𬌗均存在牙弓狭窄问题，特别是上颌牙弓狭窄。上颌牙弓的代偿性狭窄大多为上颌牙舌倾，一般通过正畸手段进行矫治。对于有明显骨性宽度不协调的患者，必要时需要采用外科手段松解腭中缝或者行骨皮质切开术等外科辅助快速扩弓方法。

（2）切牙的定位：在术前正畸时应确定上下颌切牙的倾斜度和位置。如果排齐牙列与整平牙弓后将造成前牙过度倾斜，特别是下颌切牙唇倾明显时，应考虑拔牙。如果排齐后会造成颌骨矢状方向移动不足影响到容貌改善时，也应拔牙以提供更大的颌骨移动范围。

（3）弓形的协调：Ⅱ类骨性畸形弓形的协调部位，应根据术式不同而有所侧重。

1）整体移动上颌骨或下颌骨：术前矫治重点应为整体上下颌牙列的排齐调整，上颌牙弓的去代偿扩大以及上下颌弓形大小的协调。

2）后退上颌前部牙骨段：保持上下颌弓后段弓形不变，主要进行上下颌前部弓形的协调。同时，下颌前部应预留足够位置供上颌前部后退，上颌应保留好拔牙空间供上颌前牙骨段后退。还应注意将上颌尖牙区宽度略向颊侧扩大，以使术后的上颌尖牙远中截骨端与后牙截骨端对接时不会有太大阶梯，增大骨接触面，利于创口愈合。

（4）排齐牙列，整平𬌗曲线：多数Ⅱ类骨性畸形患者𬌗曲线都较深，一般应在术前整平，以免影响术中颌骨的移动

（5）拔牙模式：最常见是拔除15、25、34、44牙，也有拔除34、44牙，以及拔除14、24、34、44牙的情况。

2. Ⅲ类骨性畸形

（1）牙弓宽度的协调：骨性Ⅲ类错𬌗的术前去代偿应视上颌后段牙弓宽度的不同，分别采用：①扩大上颌牙弓；②缩小上颌牙弓；③协调上下颌牙弓等不同的正畸手段。上颌弓的扩大方法在临床上常见，缩小上颌后段牙弓的方法可以通过减数拔牙、反向应用螺旋扩弓器、橡皮圈颌内交互牵引、腭部种植钉牵引等方法。

（2）切牙的定位

1）下颌牙弓：下颌切牙的代偿性舌倾是该类错𬌗最常见的表现，在术前正畸过程中应建立下颌前牙与下颌骨正常的关系。

2) 上颌牙弓:上颌切牙拥挤或过度唇倾,是骨性Ⅲ类上颌发育不足的常见代偿性表现。应根据手术方法,参考个体面型,选择扩大前牙弓或拔牙方法排齐上颌前牙,建立上颌切牙与上颌骨位置协调关系。

3) 牙弓中线:手术前应尽量调正中线,这对简化手术设计、减小创伤及颜面美观的改善十分重要。

(3) 弓形的协调:骨性Ⅲ类错𬌗多采用颌骨整体移动手术矫正,因此常采用上下整体弓丝协调上下颌牙弓形态。由于咬合错位,难以在口内进行牙列的对合观察,因此应定期获取研究模型,通过模型分析发现问题,并按需要对弓丝进行调整。

(4) 拔牙模式:常用的是拔除 14、24 牙或者 14、24、35、45 牙。

3. 双颌前突畸形

(1) 上下颌前部骨切开后退术:由于前部牙弓截面宽度较窄,手术后退与相对较宽的后牙弓截面对合处易形成阶梯,术前矫治的重点为:

1) 维持后牙区稳定,原则上不随意改变后牙区弓形大小及其牙𬌗关系;

2) 协调前牙区对接部上下颌弓形,弧度应协调一致,使手术后退后有正常覆𬌗覆盖。

3) 对于切牙过度唇倾及伸长者,在手术中为达成正常切牙覆𬌗,骨块常向后上旋转,可造成骨面接触不理想,尖牙升高。为此,可在术前正畸中微收压切牙、伸长尖牙或在术后正畸中再行调整。在术前正畸过程,需定期获取模型,进行模型外科分析,便于上下颌弓形的协调。

(2) 上颌前部骨切开后退术 + 下颌牙弓前段正畸后退:此类患者下颌采用正畸拔牙内收矫治,仅上颌前段作骨切开后退术。此种术式术前正畸治疗应适当扩大上颌尖牙远中区宽度,协调前牙区对接部弓形,弧度应协调一致,下颌则用正畸手段排齐牙列,整平𬌗曲线,内收下颌前牙。应定期获取模型,进行模型外科分析,协调上下颌弓形。

4. 开𬌗畸形

(1) 拟行 Le Fort Ⅰ型手术者:适用于上颌向前上旋转,后牙槽过高的患者。通过上颌前段向下、后段向上整体旋转上颌,下颌自动向前旋转复位的方式矫正。有时还需要配合下颌手术达到面型、咬合关系的协调。术前正畸重点为:

1) 整体弓丝排平上下咬合曲线;

2) 分别排齐上下颌牙列;

3) 对上颌牙弓狭窄者行扩弓处置,协调上下颌弓形,使上下颌牙列对合时,前后左右有全面平衡接触关系。

(2) 拟行颌骨前部节段性骨切开术者:适用于前牙区垂直发育不足,选择对称拔除前磨牙(多选第一前磨牙),拟作上颌前部骨切开、下颌前部根尖下骨切开或上下颌前部骨切开术矫正的患者。术前正畸重点为:

1) 结合模型分析,分别矫正前牙及后牙段,排齐整平牙列;

2) 分别调整前后段弓形,使其后牙(非手术移动区)有稳定的咬合接触,使手术移动段对应牙弓的上下大小弧形吻合;

3) 通过模型外科分析,维持后牙咬合并在调整前牙接触中确定术后的最佳咬合关系。术中采用分段骨切开术拼对各骨段从而矫正异常𬌗曲线,术后再作精细调整可获得良好稳定的治疗效果。

(3) 对严重骨性Ⅱ或Ⅲ类畸形伴开𬌗者:其主要机制系颌骨矢状向关系不调,其正畸方法可参考骨性Ⅱ或Ⅲ类术前正畸矫治要点,即作好上下颌牙齿的排齐、上下𬌗曲线的整平以及上下颌弓形的协调,并在颌骨的移动手术中,同时解决开𬌗问题。

5. 偏颌畸形　该类畸形的术前正畸矫治的要点除了牙的去代偿排齐整平、上下颌牙弓形态大小的协调和上下颌牙咬合接触达到稳定外,还应注意以下问题:

(1) 复原牙弓对称性:主要是因为交叉咬合常干扰矫治器的施力,因此,必要时可附置𬌗平面板打开咬合,以利于牙齿的移动与调整。

(2) 分步调整:可先行单颌牙弓(上或下颌)形态的调整,随着弓形位置的改善,常可减轻咬合障碍与干扰,有利于另一牙弓形态的调整。

(3) 确定基本弓形及中线:根据患者面型确定患者牙弓形态,根据手术方式确定上下颌牙弓的中线关系。对于双颌手术患者,上下颌中线偏斜均可通过手术改善,术前正畸治疗重点是协调上下颌弓形,下颌中线应与颏部中点一致。对下颌骨偏斜为主拟做单颌手术的患者,应注意调正上颌牙中线和上颌牙弓形态,矫正上颌𬌗平面,上颌牙列中线与面中线一致,下颌牙列中线与颏部中点一致。

(4) 其他:对个别错位牙因上下颌骨关系异常导致咬合干扰,无法完全纠正的局部弓形畸形,只要不影响手术对位与固定,可留待术后正畸解决。

第二节 固定弓丝与手术殆板的制作

【概述】

当术前正畸治疗接近完成时,应仔细研究模型,观察上下颌牙弓的形态、大小是否匹配,咬合是否平衡、有无干扰。收集包括螺旋 CT 或 CBCT,或全景片、头颅定位 X 线片、骨切开区的牙片及模型等资料,并与正颌外科医师一起作术前预测及模型外科,确定最后的手术方案。手术前,正畸医师还需完成以下准备工作:

(一)固定弓丝

固定弓丝是在术前正畸治疗结束后,牙齿不再移动的情况下制作的弓丝。通过弓丝上的附钩进行颌间橡皮圈牵引或钢丝结扎固定,以维持上下颌牙齿的咬合,同时保持骨块在正确的咬合位进行愈合。

固定弓丝一般用 0.019 英寸 × 0.025 英寸不锈钢方丝弯制,成形后应该是被动地放入锁槽的槽沟内,不再对牙列产生作用力。在弓丝上相当于各托槽之间中央处安置牵引钩,可焊接或夹入成品牵引钩。

上、下颌前部骨切开术及 Le Fort Ⅰ型分段骨切开术,要求在术中重新拼对各骨段才能取得良好的矫治效果。对这类患者应制作术前固定弓丝和术后固定弓丝。

术前固定弓丝是保持术前正畸治疗后的牙位。当牙齿位置不再移动时,取工作模型,在模型上行模拟外科,分段切开拼对后,再在拼对好的模型上制作术后固定弓丝。当外科医师行分段骨切开术及牙 - 骨段拼对后,将术后固定弓丝放入托槽及带环中,仔细调整后结扎,达到固定牙 - 骨段和颌间固定的作用。

(二)手术殆板

手术殆板是引导移动后的整体或分段骨块精确地定位于术前设计的咬合位置,最终决定手术后上下颌骨的位置及咬合关系。手术殆板的作用一方面是为了引导"定位"颌骨于新的位置,另一方面是稳定术后咬合关系。

1. 殆板要求

(1)手术殆板分为中间殆板和终末殆板,单颌手术仅用终末殆板,双颌手术则需要制作中间殆板和终末殆板。

（2）𬌗板的咬合印迹应清楚，其咬合面应包裹牙冠深度约 1~2mm。唇颊面覆盖切缘与颊尖 0.5~1mm，舌侧微宽 1~2mm。

（3）在不影响𬌗关系及𬌗板强度的前提下，𬌗板应尽可能薄，一般小于 3mm。

（4）𬌗板边缘应打磨光滑，在每一带环、锁槽印记的唇颊侧应作缓冲。

（5）有时需要在𬌗板唇颊侧边缘钻孔，以便于结扎丝从此孔穿过进行颌间结扎和固定。

2. 中间𬌗板制作要点

（1）术前正畸治疗完成后，取患者上下颌牙模型，用面弓转移颌骨及牙弓位置关系，安置于可调式𬌗架上。

（2）根据测量分析决定的上颌骨移动位置，完成上颌骨石膏模型的切割、移动和拼对，固定，将上下颌模型按此时的咬合关系进行对合。

（3）在上下颌牙列模型上涂分离剂，用自凝树脂制作中间𬌗板。

3. 终末𬌗板制作要点

（1）双颌手术患者，在完成上颌骨模型移动、固定后，以模型外科矫治后咬合关系为标准，完成下颌模型的切割、移动和拼对。将上下颌模型按此时的咬合关系进行对𬌗，制作手术𬌗板。

（2）单颌手术患者，可根据模型外科设计咬合关系，将上下颌模型在此位置对合，安置于𬌗架上（单颌手术可选简单式𬌗架）。在上下颌牙列模型上涂分离剂，用自凝树脂制作终末𬌗板。

4. 数字化𬌗板　通过螺旋 CT、CBCT、激光扫描、三维成像技术等获得的患者颅颌面及牙列的三维重建影像，可用于正颌治疗方案的计算机模拟。模拟预测的结果，配合数字化设计、3D 打印等技术，可制作精确的手术𬌗板。

第三节　术后正畸

【概述】

术后正畸治疗的目的是进一步排齐牙列和整平牙弓，关闭牙列间隙，并作牙位及𬌗位的精细调整，最终建立起稳定良好的𬌗关系，避免或减少术后复发。

术后正畸治疗时间以骨组织基本愈合、颌骨关系处于相对稳定的时期开始。目前,正颌外科手术多采用坚固内固定技术,术后约 4~5 周即可开始正畸治疗。

【治疗原则和方案】

1. 术后正畸治疗时先拆除𬌗板和固定弓丝,检查上下颌牙接触以及覆𬌗覆盖关系,并仔细观察有无剩余牙列间隙,有无𬌗曲线异常与𬌗干扰等。

2. 对存在𬌗干扰者,应立即进行调整,尽可能快的达到咬合平衡,否则很容易引起下颌骨的偏斜移位,导致复发。

3. 对于通过手术扩大上颌牙弓的患者,应注意维持牙弓宽度,必要时用辅弓装置维持或扩大牙弓。

4. 根据错𬌗畸形的类型,以及手术方式,可以早期施加后牙区的箱状牵引或者Ⅱ、Ⅲ类颌间牵引,以调整后牙区的咬合,使上下颌牙齿建立最大尖窝交错的接触关系,同时有利于颌骨位置的维持,防止复发。

5. 初始 4 周,患者需要 24 小时配戴橡皮圈牵引,以后的 12 周仅夜间配戴橡皮圈,当咬合稳定后便可终止牵引。

6. 正畸治疗完成后还应仔细观察 4~6 周,若无复发倾向,再拆除固定矫正器,并制作保持器,稳定治疗效果。

第四节 保持与功能训练

(一) 保持方法

1. 保持器 目前临床上最为常用的保持装置有 Hawley 保持器、舌侧固位丝及压膜式保持器。

2. 使用时间 全天戴用矫治器的时间一般为 1 年,应定期观察,约 3 个月复诊 1 次。活动式保持器可根据个体情况在 1 年后逐渐减少戴用的时间,直至牙𬌗关系完全稳定。极少数患者需终身戴用保持器。

(二) 功能训练

正颌外科术后,除常规矫治及戴用保持器外,还应重视口颌系统肌肉的功能训练,包括:

1. 关节活动训练　对行颌间牵引固定时间较长者,由于关节腔可能的积液、纤维化、疼痛与开口困难。

（1）拆除牵引后应让患者行主动与被动张口训练,必要时加局部理疗康复。

（2）主动开口训练每日 4 次,每次 2~3 分钟,逐渐延长训练时间。

（3）开口器行被动张口训练时,应注意力度,且不要在前牙区使用开口器,防止前牙损伤。

2. 语音训练　对术后固有口腔体积缩小的患者,舌的活动受限,有时会出现发音问题,多经过一段时期适应后恢复正常。舌的适应能力很强,如非巨舌,通常不主张行舌体部分切除成形术。

3. 肌力训练　手术迅速改变了颌骨的形态和位置,而肌肉则需较长的时间进行适应性改建,才能保持颌位并建立新的咬合平衡。建议患者尽早进食,逐渐增加食物硬度,通过咀嚼运动及下颌前伸与侧方运动,对升、降颌肌群乃至面部表情肌肉进行训练,从而尽快获得术后口腔颌面部形态的协调与功能的稳定。

（邹淑娟　陈建伟）

第五章

常见牙颌面畸形及关节疾病诊疗常规

第一节　上颌前后向发育不足

【概述】

上颌前后向发育不足(anterior maxillary deficiency)的病因与遗传及环境因素有关。某些颅面发育异常综合征、幼儿时期接受腭裂修补术后的以及面中份与上颌骨骨折错位愈合均可导致上颌发育不足畸形。

【诊断要点】

1. 临床表现

(1) 鼻旁及眶下区塌陷,上唇后缩呈凹面型。

(2) 前牙反𬌗或对刃𬌗,后牙安氏Ⅲ类𬌗。

(3) 鼻唇角小于正常,唇间隙消失。

2. 影像学检查　X线头影测量分析可见 A 点位置后移,SNA 角小于正常,ANB 角减小多为负值,上颌骨长度变短。

【鉴别诊断】

临床上需与下颌前突进行鉴别诊断。

【治疗原则】

按常规进行术前正畸治疗,并根据上颌后缩畸形发生的严重程度进行手术设计。

【治疗方法】

1. 术前正畸治疗　参见第四章"第一节 术前正畸"。

2. 手术选择

(1) 一般选择 Le Fort Ⅰ 型骨切开术前徙上颌至正常位置进行矫正。

(2) 对鼻旁区塌陷明显的患者可行改良 Le Fort Ⅰ型骨切开术,而对面中份及眶下区严重凹陷者可选择 Le Fort Ⅰ或Ⅲ型骨切开前徙术。

(3) 对上颌前徙量≥6mm 者,主张在翼上颌连接处的间隙内植骨。

(4) 对腭裂术后继发上颌后缩畸形患者可选用牵张成骨术(distraction osteogenesis,DO)。

3. 术后正畸治疗 参见第四章"第三节 术后正畸"。

【临床路径】

1. 临床表现及影像学检查确诊。

2. 制订正畸 - 正颌联合治疗计划。

3. 术前正畸。

4. 模型外科。

5. 根据上颌后缩畸形发生的严重程度进行手术设计及治疗。

6. 术后正畸与效果保持。

第二节 上颌前后向发育过度

【概述】

上颌前后向发育过度(anteroposterior maxillary excess),又称上颌前突(maxillary protrusion),是黄种人常见的一种牙颌面畸形,在我国南方省份人群中更为多见。

【诊断要点】

1. 临床表现

(1) 上颌前牙及上唇前突,呈凸面型。

(2) 开唇露齿,自然状态上下唇不能闭合,微笑露龈(gingival smile)。

(3) 多伴有颏后缩畸形,闭唇时颏肌紧张,颏唇沟变浅或消失。

(4) 前牙深覆𬌗,深覆盖,磨牙多为安氏Ⅰ类𬌗。若整个上颌骨发育过度或同时伴有下颌后缩者磨牙关系为安氏Ⅱ类𬌗。

2. 影像学检查 X 线头影测量分析显示 SNA 和 ANB 角大于正常,大多数上颌前突患者颏点(Pg)位置后移。

【鉴别诊断】

单纯上颌前突或双颌前突患者没有明显的咬合功能障碍,求治目的主要是改善容貌。鉴别诊断除判定是牙性和骨性畸形外,还需明确有无下颌发育不足。

【治疗原则】

应针对患者的 X 线头影测量结果和畸形严重程度以及模型外科分析结果,并结合患者的主观要求制订出科学合理的治疗计划。

【治疗方法】

1. 术前正畸治疗　参见第四章"第一节 术前正畸"。

2. 模型外科。

3. 外科手术　在大多数情况下,同期进行上颌前部骨切开手术与颏前徙成形术。颏前徙的量根据颏部后缩程度而定。对上颌前突较严重者,通过颏前徙术增加颏突度,可以补偿上颌前部骨切开术后退量的不足。

4. 术后正畸治疗　参见第四章"第三节 术后正畸"。

【临床路径】

1. 临床表现及影像学检查确诊。

2. 制订正畸 - 正颌联合治疗计划。

3. 术前正畸。

4. 模型外科。

5. 上颌前部骨切开手术与颏前徙成形术联合运用。

6. 术后正畸与效果保持。

第三节　上颌垂直向发育不足

【概述】

上颌垂直向发育不足(vertical maxillary deficiency)表现为颜面垂直高度不足,特别是面下份短,上颌前牙唇齿关系失调,下颌角开张度与下颌平面角变小,颏唇沟深,颏部突出。

【诊断要点】

1. 临床表现

(1) 面部垂直高度不足,尤其是面下 1/3 过短。

（2）鼻翼基底宽，鼻孔大，上颌前牙在上唇静止甚至微笑时不露齿。

（3）颏点突出，颏唇沟深，下颌角近于直角，下颌平面角小于正常，呈所谓低角面型。

（4）𬌗关系呈现多样性。单纯上颌高度不足者可表现为前牙反𬌗，后牙安氏Ⅲ类或Ⅰ类𬌗。

2. 影像学检查　X 线测量分析可见面部高度（N-Me）减低，主要是由于下面高（ANS-Me）缩短所致。由于大多数患者的下颌平面角（MP-FH）小于正常，下颌侧方轮廓显得低平，因此有学者将下颌平面角作为诊断短面综合征的一个重要指标。

【鉴别诊断】

鉴别诊断的关键是确定短面畸形是由于上颌垂直向发育不足还是下颌垂直向发育不足所引起的。

【治疗原则】

按常规进行术前正畸治疗，并根据短面畸形发生的部位与严重程度进行手术设计。

【治疗方法】

1. 术前正畸治疗　参见第四章"第一节 术前正畸"。

2. 模型外科

3. 外科手术

（1）采用 Le Fort Ⅰ型骨切开术下降上颌骨，并在牙骨块向下移位后遗留的间隙内植骨。

（2）通过 VTO 分析法（visual treatment objective）与模型外科分析结合来确定上颌骨移动的方向与距离。

（3）有时需要配合下颌骨及颏部的正颌外科手术，才能取得良好的咬合关系与面型改善。

（4）在解决了面部垂直向比例失调的问题后，可配合下颌角成形术以获取更协调和谐的面部长宽比例和美容效果。

4. 术后正畸治疗　参见第四章"第三节 术后正畸"。

【临床路径】

1. 临床表现及影像学检查确诊。

2. 制订正畸 - 正颌联合治疗计划。

3. 术前正畸。

4. 模型外科。

5. 根据短面畸形发生的部位与程度进行手术设计。

6. 术后正畸与效果保持。

第四节　上颌垂直向发育过度

【概述】

上颌垂直向发育过度(vertical maxillary excess)经常伴有前牙开𬌗畸形,过去称为骨性开𬌗(skeletal open bite)。有学者又称为长面综合征(long face syndrome)。

【诊断要点】

1. 临床表现

(1) 面下 1/3 过长,鼻翼基底较窄,鼻唇角过钝。

(2) 开唇露齿,上颌切牙牙冠暴露过多,微笑露龈,上下唇不能自然闭合。

(3) 常伴有前牙开𬌗,后牙可为安氏Ⅰ类或Ⅱ类𬌗,还可合并上颌横向发育不足、腭盖高拱及后牙反𬌗。

(4) 多呈颏后缩及高角面型。

2. 影像学检查　根据 X 线头影测量分析结果进行诊断,面高比例失调是主要诊断依据。

【鉴别诊断】

骨源性开𬌗畸形主要与牙源性开𬌗畸形相鉴别,以分别制订相应的治疗计划。

【治疗原则】

对于骨性开𬌗畸形,单纯采用正畸治疗难以获得满意疗效,即使勉强纠正前牙开𬌗,将会使上颌唇齿关系更差,面型得不到改善,且开𬌗矫治后效果不易保持,容易复发。因此需要采用外科手术进行矫治。

【治疗方法】

1. 术前正畸治疗　参见第四章"第一节 术前正畸"。

2. 模型外科。

3. 外科手术

(1) 上颌骨整块上移术：对某些开𬌗不严重的病例，通过术前正畸治疗整平上颌𬌗平面后，采用 Le Fort Ⅰ型骨切开术，截除中间一段骨质（后部去骨多于前部），使上颌整体向上复位，即可解决前牙开𬌗的问题。

(2) 上颌分块骨切开术：对另一些前牙开𬌗较严重的病例，需要考虑术前分段整平牙弓，行上颌 Le Fort Ⅰ型分块骨切开术，通过手术整平上颌𬌗曲线，消除台阶恢复正常咬合。

(3) 双颌外科手术：伴有下颌发育不足及颏后缩畸形患者考虑同期进行双颌外科手术矫正。

(4) 手术中的唇齿关系：手术中上颌上移的量根据畸形严重程度和上颌唇齿关系而定。

(5) 手术辅助扩弓治疗：对伴有上颌横向发育不足上颌牙弓缩窄的患者，可采用正畸手段或外科辅助上颌快速扩大的方法来扩宽上颌牙弓，也可通过 Le Fort Ⅰ型分块骨切开术扩大上颌牙弓，使术后上下颌牙弓宽度协调。

4. 术后正畸治疗　参见第四章"第三节 术后正畸"。

【临床路径】

1. 临床表现及影像学检查确诊。

2. 制订正畸 - 正颌联合治疗计划。

3. 术前正畸。

4. 模型外科。

5. 根据开𬌗严重程度、是否伴有其余牙颌面畸形制订相应的单颌 / 双颌外科手术治疗计划。

6. 术后正畸与效果保持。

第五节　上颌水平向发育不足

【概述】

上颌水平向发育不足（transverse maxillary deficiency）是临床常见的一种

牙颌畸形,有资料显示,在就诊的口腔正畸患者当中,约有 8%~18% 的患者存在上下颌水平向关系失调。

【诊断要点】

1. 临床表现

(1) 上颌牙弓缩窄,腭盖高拱;常常伴有牙列拥挤,牙齿错位扭转等。

(2) 双侧或单侧后牙反𬌗,前牙反𬌗或开𬌗。

2. 影像学检查　需行 X 线头影测量后前位片或三维螺旋 CT 分析,通过骨骼分析和上颌第一恒磨牙位置关系综合得出上颌牙弓是否有宽度失调。

【鉴别诊断】

对上颌水平向发育不足的诊断依赖于临床表现、影像学检查与牙𬌗模型分析等。在临床上需要鉴别出畸形的机制,明确是牙性还是骨性畸形,其中后前位 X 线头影测量骨骼分析是进行鉴别诊断的重要手段。

【治疗原则】

1. 当上颌水平向扩展量 <5mm 时,采用正畸或矫形(RME)的方法进行治疗。

2. 上颌水平向扩展量 >5mm 时,选用外科辅助上颌扩展(SAME)进行早期扩弓,随后进行下颌牙列的去代偿正畸治疗。

3. 患者同时伴有其他牙颌面畸形,而上颌水平向扩展量 <7mm 时,应考虑同期行上颌分块骨切开术。

4. 需要用上颌分块骨切开术扩展上颌骨的量 >7mm 时,可采用先行 SAME 扩弓,然后行整块 Le Fort Ⅰ型骨切开术矫正其他方向的发育异常。

【治疗方法】

1. 术前正畸治疗　参见第四章“第一节 术前正畸”。

2. 模型外科。

3. 外科手术

(1) 上颌快速扩弓(rapid maxillary expansion,RME):用上颌快速扩弓矫治基本原理是对两侧上颌骨施加矫形力,通过逐渐扩张尚未闭合的腭中缝来移动和扩展上颌牙弓。对上下颌水平向关系不调在 5mm 以内,而且患者上颌骨颊侧有足够的骨皮质,可以采用 RME 适当地颊向倾斜后牙及牙槽骨达到治疗目的。

(2) 外科辅助的上颌扩展(surgically assisted maxillary expansion,SAME):对成人严重的上颌水平向发育不足,最合理的方法是外科与正畸联合治疗畸形,称为外科辅助上颌扩展。

近年来上颌骨水平向扩大的生物基础和技术特征已被纳入牵张成骨的课题范畴。在行骨切开术后,通过牙支持式牵张器(Haas 或 Hyrax 矫治器),按一定的牵张速率(0.5~1mm/d)逐渐扩宽上颌骨,同时缓慢地扩展周围软组织,这种方法为腭裂整复术后继发上颌骨严重水平向发育不足的治疗提供了一种较为理想的选择。

SAME 也常作为辅助手段,协同完成术前正畸治疗。

4. 术后正畸治疗　参见第四章"第三节 术后正畸"。

【临床路径】

1. 临床表现及影像学检查确诊。

2. 根据上颌需要水平向扩展的量,以及伴随的其他的颌面部畸形选择采用的扩弓或手术方法。

3. 术前正畸。

4. 模型外科。

5. 手术治疗。

(祝颂松　毕瑞野)

第六节　下颌发育过度

【概述】

下颌发育过度(mandibular excess)是下颌骨向前生长过度引起的咬合关系错乱和面下部畸形,又称为下颌前突,是临床常见的一种牙颌面畸形。下颌发育过度的病因与遗传和环境因素有关,其中遗传因素可能占主导地位。临床上常可见这类患者有家族史。

【诊断要点】

1. 临床表现

(1) 面下 1/3 向前突出,尤其是下唇位置明显靠前。

(2) 颏部突出过长,但也有部分患者颏部并不前突。

(3) Class Ⅲ 类𬌗,前牙反𬌗或切𬌗(对刃𬌗)。

(4) 咀嚼功能障碍,严重者影响唇闭合与发音功能。

2. 影像学检查

(1) X 线头影测量：显示下颌前突患者的下颌骨长度大于正常，下颌相对于颅底位置靠前，如 SNB 角 >80°，ANB 角减小甚至为负角等。

(2) 颌骨全景片：了解双侧下颌骨的形状、对称度及下颌管的位置及走向等。

(3) 关节 X 线片：了解有无髁突位置异常和发育异常。

(4) CBCT 和螺旋 CT：了解有无髁突发育异常，双侧下颌骨骨质情况及下颌管的位置及走向等。

【鉴别诊断】

1. 下颌牙性前突　临床表现仍然为下唇位置明显靠前，Class Ⅲ类𬌗，前牙反𬌗或切𬌗（对刃𬌗）。X 线头影测量鉴别要点：下颌牙性前突 SNB 角，ANB 角可在正常范围之内。

2. 上颌发育不足导致的假性下颌前突　临床表现也可为下唇位置靠前，Class Ⅲ类𬌗，前牙反𬌗或切𬌗（对刃𬌗）。X 线头影测量鉴别要点：上颌发育不足 SNB 角可在正常范围之内，SNA 和 ANB 大于正常。

【治疗原则】

正畸 - 正颌联合治疗

【治疗方法】

1. 术前正畸治疗　参见第四章"第一节 术前正畸"。

2. 下颌后退术　通常采用下颌支垂直（或斜行）骨切开术和下颌支矢状骨劈开术。如果患者磨牙关系正常，只是由于下颌牙槽骨发育过度引起的前牙反𬌗可选择下颌前部根尖下骨切开术进行矫正。

(1) 对绝大多数对称（含轻度不对称）的下颌前突患者都可以用 SSRO 加坚固内固定术进行矫治，尤其对不愿忍受较长时间颌间固定者，应首选下颌支矢状骨劈开术。颌骨全景片显示下颌孔位置明显靠后，鼻腔存在阻塞性疾患的患者以及术后监护条件不足时也最好选择 SSRO 手术进行治疗。

(2) 下颌前突伴严重不对称的患者应首选 IVRO。如果一侧下颌后退距离超过 10mm，可以将此侧手术改为下颌支倒 L 形骨切开术。

(3) 术前存在颞下颌关节紊乱病（TMJD）的下颌前突患者应优先选择 IVRO 或 IORO 手术。

(4) 下颌支厚度严重不足（缺乏髓质骨）以及下颌孔的位置明显靠近乙状

切迹的病例应考虑选择 IVRO 手术。

（5）患者不愿体内留置钛板与螺钉者可考虑选择 IVRO 手术。

3. 术后正畸治疗　参见第四章"第三节 术后正畸"。

【临床路径】

1. 临床表现及影像学检查确诊。

2. 制订正畸 - 正颌联合治疗计划。

3. 术前正畸。

4. 下颌后退术。

5. 术后正畸与效果保持。

第七节　下颌发育不足

【概述】

下颌发育不足（mandibular deficiency）是由于下颌骨向前生长不足导致的咬合关系错乱与面部畸形，又称下颌后缩（mandibular retrognathism）。下颌发育不足的病因与遗传和环境因素有关，但多由遗传因素所致，先天（子宫内）或后天（出生后）环境因素变化也可导致下颌生长及发育障碍。

【诊断要点】

1. 临床表现

（1）面下 1/3 后缩，面下份高度不足。

（2）后牙 Class Ⅱ 类错𬌗，前牙区覆盖与覆𬌗增大。

（3）许多下颌严重发育不足患者伴有颞下颌关节紊乱病，部分病例还存在阻塞型睡眠呼吸暂停低通气综合征（obstructive sleep apnea hypopnea syndrome，OSAS）。

（4）小下颌畸形的颏突度严重不足，颏肌紧张，颏颈距离过短而上颌相对前突，呈典型的鸟嘴面容。

2. 影像学检查

（1）X 线头影测量：显示下颌体长度小于正常，下颌相对于颅骨和上颌骨位置靠后，SNB 角显著减小，ANB 角增大，B 点后缩等。

（2）颌骨全景片：了解双侧下颌骨的形状、对称度及下颌管的位置及走向等。

（3）关节 X 线片：了解颞下颌关节的形态，有无髁突位置异常和发育异常。

（4）CBCT 和螺旋 CT：了解有无髁突发育异常，双侧下颌骨骨质情况及下颌管的位置及走向，评估上气道宽度等。

【鉴别诊断】

上颌前突常给人以下颌后缩的错觉，临床也可表现为前牙深覆𬌗、深覆盖，而以下临床表现可与下颌后缩鉴别：①上颌前牙及上唇前突，呈凸面型；②开唇露齿，自然状态上下唇不能闭合，微笑露龈；③ X 线头影测量显示 SNA 和 ANB 角大于正常，大多数上颌前突患者颏点（Pg）位置后移。

【治疗原则】

正畸 - 正颌联合治疗。

【治疗方法】

1. 术前正畸治疗　参见第四章"第一节 术前正畸"。

2. 外科手术　矫治下颌发育不足的首选术式是下颌支矢状骨劈开术（SSRO），另外还有全下颌根尖下骨切开术、倒 L 形或 C 形骨切开术也可用来矫治下颌后缩畸形。下颌牵张成骨术（mandibular osteodistraction）也为治疗严重小下颌畸形提供了新的手段和方法。

以下几种情况可以考虑选择骨牵张术延长下颌骨：

（1）严重的下颌发育不足畸形，下颌前徙量超过 10mm 者。可采用倒 L 形骨切开术加植骨的方法进行严重下颌后缩的外科矫治。选择 DO 术可以避免植骨，而且能使下颌前徙更大距离，其术后复发率也低。

（2）由于创伤，炎症或肿瘤治疗遗留严重小下颌畸形及颌骨缺损的患者可以选择 DO 术进行矫正。

（3）用下颌支矢状劈开术或倒 L 形骨切开术矫治失败的病例可以考虑用 DO 术进行 II 期外科治疗。

3. 术后正畸治疗　参见第四章"第三节 术后正畸"。

【临床路径】

1. 临床表现及影像学检查确诊。

2. 制订正畸 - 正颌联合治疗计划。

3. 术前正畸。

4. 正颌手术或牵张成骨术。

5. 术后正畸与效果保持。

第八节　下颌发育过度伴上颌发育不足

【概述】

下颌发育过度伴上颌发育不足(mandibular prognathism with maxillary deficiency)是临床最常见的一种双颌畸形,指下颌骨的发育过度和上颌骨的发育不足同时存在,通常需要采用上下颌同期外科手术(双颌外科)的方法进行矫治。

【诊断要点】

1. 临床表现

(1) 面中份及鼻旁区凹陷,上唇后缩,下唇及颏部前突,面下 1/3 多显得过高。

(2) 前牙反𬌗,严重者反覆盖超过 10mm,也可伴发开𬌗。后牙安氏 Ⅲ 类𬌗。

(3) 严重𬌗关系错乱与咀嚼功能障碍,有些患者的上下颌牙列仅有少数牙齿有咬合接触。

(4) 可伴有关节弹响、疼痛等颞下颌关节紊乱症的临床表现。

2. 影像学检查

(1) X 线头影测量:显示上下颌骨大小与位置出现异常。SNA 小于正常值,A 点后缩,上颌骨长度缩短。SNB 大于正常值,B 点及 Pg 点前突,下颌体长度增大。代表上下颌相互关系的角度测量值 ANB 角为负值。Wits 值也多为负值。上颌前牙牙长轴唇倾,下颌前牙牙长轴舌倾。

(2) 颌骨全景片:了解双侧下颌骨的形状、对称度及下颌管的位置及走向等。

(3) 关节 X 线片:了解颞下颌关节形态,有无髁突位置异常和发育异常。

(4) CBCT 和螺旋 CT:了解上下颌骨大小与位置关系,有无髁突发育异常等。

【治疗原则】

正畸 - 正颌联合治疗。

【治疗方法】

1. 术前正畸治疗　参见第四章"第一节 术前正畸"。

2. 双颌外科手术

（1）上颌 Le Fort Ⅰ型骨切开前徙术：对上颌后缩伴垂直向发育过度的病例，在前徙上颌的同时，需要截除根向的一段骨质，将上颌上移，达到恢复正常唇齿关系的要求；对上颌后缩伴垂直向发育不足者，在前徙的同时下降上颌骨，下降后遗留的空隙一般需要植入游离骨块。当前徙上颌骨超过 6mm 时，通常需要在上颌结节的后方植骨，以防止上颌骨的回缩与畸形复发。

（2）下颌支骨切开后退术：下颌支矢状骨劈开术（SSRO）和下颌升支垂直 / 斜行骨切开术（IVRO/IORO）两种术式可以选择。

（3）水平骨切开颏成形术：如果颏点后缩，应辅以颏前徙术；若唇颏高过大，可在行水平颏成形术时，截除中间一段骨质，达到降低面下 1/3 高度的目的。

3. 术后正畸治疗　参见第四章"第三节 术后正畸"。

【临床路径】

1. 临床表现及影像学检查确诊。

2. 制订正畸 - 正颌联合治疗计划。

3. 术前正畸。

4. 双颌外科治疗　上颌前徙，下颌后退，必要时行颏成形术 。

5. 术后正畸与效果保持。

第九节　下颌发育不足伴上颌发育过度

【概述】

下颌发育不足伴上颌发育过度（mandibular deficiency with maxillary prognathism）在临床是常见的牙颌面畸形，指上颌骨的发育过度和下颌骨的发育不足同时存在，通常需要采用上下颌同期外科手术（双颌外科）的方法进行矫治。

【诊断要点】

1. 临床表现

（1）上颌前牙及上唇前突，呈凸面型。

（2）开唇露齿，自然状态上下唇不能闭合，微笑露龈。

（3）颏后缩畸形，闭唇时颏肌紧张，颏唇沟变浅或消失。

（4）前牙深覆𬌗、深覆盖，磨牙关系为安氏Ⅱ类𬌗。

2. 影像学检查

（1）X线头影测量：SNA和ANB角大于正常，大多数上颌前突患者颏点（Pg）位置后移下颌体长度小于正常，下颌相对于颅骨和上颌骨位置靠后，SNB角显著减小，ANB角增大，B点后缩等。

（2）颌骨全景片：了解双侧下颌骨的形状、对称度及下颌管的位置及走向等。

（3）关节X线片：了解颞下颌关节形态，有无髁突位置异常和发育异常。

（4）CBCT和螺旋CT：了解上下颌骨大小与位置关系，有无髁突发育异常等。

【治疗原则】

正畸 - 正颌联合治疗。

【治疗方法】

1. 术前正畸治疗　参见第四章"第一节 术前正畸"。

2. 双颌外科手术

（1）上颌 Le Fort Ⅰ型骨切开术或上颌前牙根尖下截骨后退术，必要时两种术式同时采用。

（2）下颌矢状骨劈开术或牵张成骨术。

（3）颏成形术：对上下颌联合手术后，颏点位置仍后缩的病例，可同期行水平骨切开颏成形术，从而建立起更为协调的唇颏关系。

3. 术后正畸治疗　参见第四章"第三节 术后正畸"。

【临床路径】

1. 临床表现及影像学检查确诊。

2. 制订正畸 - 正颌联合治疗计划。

3. 术前正畸。

4. 双颌外科治疗　上颌后退，下颌前徙或牵张成骨术，必要时行颏成形术。

5. 术后正畸与效果保持。

第十节　上下颌发育过度

【概述】

上下颌发育过度(bimaxillary protrusion)是由于上下颌前部牙槽骨向前发育过度所引起的一种牙颌面畸形。患者的牙列往往排列整齐,不伴有咬合功能障碍,求治目的主要为改善容貌。

【诊断要点】

1. 临床表现

(1) 双唇及上下颌前牙向前突出,开唇露齿、微笑露龈,上下唇不能自然闭合,强行闭唇时可见唇颏肌紧张隆起。

(2) 多伴有颏后缩畸形,侧面观呈鸟嘴状典型面容。

(3) 前牙排列整齐或轻度拥挤,上下颌前牙牙长轴唇倾,前牙关系可为深覆𬌗或开𬌗,后牙多为安氏Ⅰ类𬌗。

2. 影像学检查

(1) X线头影测量:显示 SNA 角以及 A 点突距大于正常,SNB 及 B 点突距也明显大于正常。软组织测量显示上颌切牙暴露过多、上唇过短、颏唇沟变浅甚至消失。

(2) 颌骨全景片:了解双侧下颌骨的形状、对称度及下颌管的位置及走向等。

(3) 关节 X 线片:了解颞下颌关节形态,有无髁突位置异常和发育异常。

(4) CBCT 和螺旋 CT:了解上下颌骨大小与位置关系,有无髁突发育异常等。

【鉴别诊断】

上颌前突时,下颌前牙出现代偿性前突或唇倾,当伴有颏后缩时,更给人以双颌前突的视觉印象。X线头影测量可显示 SNA 角以及 A 点突距大于正常,颏点(Pg)后缩。如果 SNB 及 B 点突距也明显大于正常,可诊断为双颌前突,否则为上颌前突。

【治疗原则】

正畸 - 正颌联合治疗。

【治疗方法】

1. 术前正畸治疗　参见第四章"第一节 术前正畸"。

2. 双颌外科手术

（1）上颌前部骨切开术及下颌前部根尖下骨切开术是最常用的术式，必要时需行颏前徙成形术。

（2）双颌前突者，如主要的问题是上颌前突同时伴有颏后缩，可拔除下颌双侧第一前磨牙或个别下颌切牙，利用拔牙间隙，通过正畸手段排齐下颌牙列，去除下颌前牙代偿性唇倾，消除下颌前牙对上颌前部牙 - 骨段后退的狖干扰。再行上颌前部骨切开后退术或 Le Fort Ⅰ型骨切开后退术。

（3）如果上颌前突，开唇露齿程度非常严重，可考虑行 Le Fort Ⅰ型骨切开术后退及上移上颌骨，或同期做同期行上颌前部骨切开后退术和下颌根尖下骨切开后退术，必要时行颏前徙成形术。

3. 术后正畸治疗　参见第四章"第三节 术后正畸"。

【临床路径】

1. 临床表现及影像学检查确诊。

2. 制订正畸 - 正颌联合治疗计划。

3. 术前正畸。

4. 双颌外科治疗。

5. 术后正畸与效果保持。

第十一节　半侧下颌肥大畸形

【概述】

半侧下颌肥大畸形（hemimandibular hypertrophy），也称半侧颜面肥大畸形（hemifacial hypertrophy），是临床较常见的一种颜面不对称畸形。半侧下颌肥大畸形是由于遗传与环境因素作用导致一侧髁突和下颌骨在三维空间方向的增生过长，从而引起严重的颜面不对称畸形。

【诊断要点】

1. 临床表现

（1）患侧面部垂直高度明显大于健侧，患侧下颌骨下缘下垂外翻，颏点偏向健侧，显现一种扭曲状不对称面型。

（2）下颌牙列中线偏向健侧，患侧下颌牙列下垂，可致咬合平面明显倾斜。患侧牙齿可出现反𬌗甚至开𬌗。由于牙列出现代偿性改变，大多数患者都有较好的𬌗接触关系，其开闭口功能也无障碍。

2. 影像学检查

（1）X 线头影测量：显示患侧下颌骨体积较健侧明显肥大，髁突增大增粗，髁突颈显著延长，下颌支增高增宽。患侧下颌角变得圆钝，明显低于健侧下颌角；下颌下缘呈弓形下垂，下颌管位置下移。

（2）颌骨全景片：了解双侧下颌骨的形状、对称度及下颌管的位置及走向等。

（3）关节 X 线片：了解有无髁突位置异常和发育异常。

（4）CBCT 和螺旋 CT：全面分析与直观评价两侧颌骨的对称性，了解畸形累及的范围和发展程度。

【鉴别诊断】

髁突骨软骨瘤：面型改变与半侧下颌肥大畸形非常相似，其下颌支与下颌体的继发畸形相对较轻，而且多有关节的症状，X 线检查有助于鉴别。另外，切除的髁突标本在病理学上的表现是不一样的。

【治疗原则】

切除增生肥大的髁突；矫正颜面不对称畸形及𬌗平面倾斜；重建颞下颌关节。

【治疗方法】

1. 术前正畸治疗　参见第四章"第一节 术前正畸"。

2. Le Fort Ⅰ型骨切开术矫正倾斜上颌𬌗平面。对𬌗平面偏斜不严重的病例，可不必行上颌骨的手术。

3. 病变髁突切除术　根据髁突形态及生长速度，切除部分髁突。对于髁突形态畸形不明显、且停止生长的髁突，可以考虑保留。

4. 颞下颌关节髁突重建术。

5. 健侧下颌升支矢状劈开术　许多患者完成上述手术步骤后咬合仍然不理想，可选用健侧下颌升支矢状劈开术改善咬合。

6. 下颌体成形术切除部分向下生长过度的下颌体骨质,恢复两侧下颌骨外形轮廓的对称性。

7. 颏成形术。

8. 术后正畸治疗　参见第四章"第三节 术后正畸"。

【临床路径】

1. 临床表现及影像学检查确诊。

2. 制订正畸 - 正颌联合治疗计划。

3. 术前正畸。

4. 外科手术。

5. 术后正畸与效果保持。

第十二节　半侧颜面短小畸形

【概述】

半侧颜面短小畸形(hemifacial microsomia),又称为第一、第二鳃弓综合征等,主要是由于遗传与环境因素导致第一、第二鳃弓发育异常引起,这类畸形不仅累及半侧下颌骨,也常涉及上颌骨、颧骨甚至颞骨,经常还伴有大口与副耳等半侧颜面软组织畸形。

【诊断要点】

1. 临床表现　主要表现为明显的颜面不对称,患侧上下颌骨、颧骨及颞骨发育不足,部分病例患侧髁突、下颌支甚至颧弓缺失。由于患侧上颌骨与下颌支高度不足,致使咬合关系错乱、殆平面倾斜。

2. 影像学检查

(1) X 线头影测量:半侧颌骨发育不足、后缩;颌骨不对称;患侧上下颌骨、颧骨及颞骨发育不足,部分病例患侧髁突、下颌支甚至颧弓缺失。患侧上颌骨与下颌支高度不足。

(2) 颌骨全景片:了解双侧下颌骨的形状、对称度及下颌管的位置及走向等。

(3) 关节 X 线片:了解有无髁突位置异常和发育异常。

(4) CBCT 和螺旋 CT:全面分析与直观评价两侧颌骨及颅面部骨骼的对称

性,了解畸形累及的范围和发展程度。

【治疗原则】

正畸 - 正颌联合治疗,外科手术恢复面部轮廓对称性。

【治疗方法】

1. 畸形不严重者可采用贴附式或嵌入式植骨的方式进行矫正。

2. 常见的中、重度畸形者手术方案包括:①用上颌 Le Fort Ⅰ型骨切开术下降前徙(切开间隙内植骨)患侧上颌骨,健侧上颌骨多需适量上移(楔状截骨),从而摆正倾斜的上颌𬌗平面;②用双下颌支矢状骨劈开术前徙旋转下颌骨至正常位置。如果患侧下颌前移量过大,可将 SSRO 术改为倒 L 形骨切开术并在前徙后遗留间隙内植骨的方式进行矫正;③颏成形术;④必要时在患侧下颌支侧方与下颌下缘植骨或人工骨;⑤上下颌骨同期牵张术。

3. 对于髁突有缺失的患者,可采用带软骨的肋骨移植重建颞下颌关节髁突。

4. 对伴有颧弓颧骨缺失以及眶骨畸形的患者,用自体骨移植术重建缺如的颞下颌关节、颧弓颧骨以及眶骨结构与外形。

5. 对于儿童期半侧颜面短小畸形患者,可以考虑在外科矫治前对患者进行阶段性功能矫形治疗。

6. 术后正畸治疗　参见第四章"第三节 术后正畸"。

【临床路径】

1. 临床表现及影像学检查确诊。

2. 制订正畸 - 正颌联合治疗计划。

3. 正颌外科手术及牵张成骨及颌骨整形手术矫治。

4. 术后正畸与效果保持。

5. 必要时行软组织畸形矫治。

第十三节　偏突颌畸形

【概述】

偏突颌畸形(asymmetric mandibular prognathism)是临床常见的牙颌面畸

形。多因一侧髁突颈发育过度或增生过长所引起的这种不对称牙颌面畸形，可同时累及患侧下颌支甚至下颌体。

【诊断要点】

1. 临床表现　这种畸形主要由一侧髁突颈发育过度所引起，表现为面下1/3不对称，颏点偏向健侧；上下颌前牙中线不正，咬合关系错乱，患侧后牙多呈安氏Ⅲ类关系及正锁𬌗，健侧后牙常为反𬌗。一些患者还伴有颞下颌关节紊乱病。

2. 影像学检查

(1) X线头影测量：显示患侧下颌支，尤其是髁突颈长度增加。

(2) 颌骨全景片：了解双侧下颌骨的形状、对称度及下颌管的位置及走向等。

(3) 关节X线片：了解颞下颌关节形态，有无髁突位置异常和发育异常。

(4) CBCT和螺旋CT：了解上下颌骨大小与位置关系，有无髁突发育异常等。

【鉴别诊断】

髁突的肿瘤也可引起患侧下颌向健侧偏斜。常用颌骨全景片、CT扫描及后前位与侧位头影测量片作为诊断与鉴别诊断的检查手段。

【治疗原则】

正畸 - 正颌联合治疗。

【治疗方法】

1. 术前正畸治疗　参见第四章"第一节 术前正畸"。

2. 外科矫治

(1) 对单侧下颌前突不严重的病例，可以采用患侧下颌支的矢状劈开、垂直或斜行骨切开术旋转后退下颌骨至正常位置的方法进行矫正，对颏中线偏斜者再同期行颏成形术摆正颏部。

(2) 对双侧下颌发育过度，但一侧比另一侧前突严重的不对称性下颌前突患者，需要采用双侧下颌支的矢状劈开、下颌支垂直或斜行骨切开后退旋转术进行矫正。必要时可同期行颏成形术摆正颏部。

(3) 对一侧下颌发育过度较为严重，同时伴另一侧下颌发育正常或不足的不对称畸形病例，可以采取在前突的一侧下颌支行垂直或斜行骨切开后退术，对侧行下颌支矢状骨劈开前徙术，将下颌旋转至正常咬合位。必要时可同期行颏成形术摆正颏部。

（4）对同时存在上颌咬合平面倾斜比较严重的偏突颌畸形患者，可以通过上颌 Le Fort Ⅰ 型骨切开术整平上颌𬌗平面。

（5）必要时行下颌成形术将下颌骨外侧骨板或（和）下颌下缘的轮廓进行修整。

3. 术后正畸治疗　参见第四章"第三节 术后正畸"。

【临床路径】

1. 临床表现及影像学检查确诊。

2. 制订正畸 - 正颌联合治疗计划。

3. 术前正畸。

4. 正颌外科手术矫治。

5. 术后正畸与效果保持。

第十四节　单侧小下颌畸形

【概述】

单侧小下颌畸形（unilateral micrognathia）是由一侧下颌骨生长不足引起，主要是单侧髁突发育不全所致。由于单侧颞下颌关节外伤与强直导致的继发性面下部不对称畸形则较为多见。

【诊断要点】

1. 临床表现　单侧小下颌畸形的主要临床表现为面下 1/3 不对称，下颌中切牙及颏中线偏向患侧，该类患者的双侧磨牙关系是不一致的，可能患侧为安氏 Ⅱ 类关系，另一侧为中性关系；或者两侧均为安氏 Ⅱ 类关系，一侧较另一侧严重。

2. 影像学检查

（1）X 线头影测量：显示患侧髁突与下颌支短小，下颌体长度不足。

（2）颌骨全景片：了解双侧下颌骨的形状、对称度及下颌管的位置及走向等。

（3）关节 X 线片：了解颞下颌关节形态，有无髁突位置异常和发育异常。

（4）CBCT 和螺旋 CT：了解上下颌骨大小与位置关系，评估上下颌骨对称性，有无髁突发育异常等。

【治疗原则】

正畸 - 正颌联合治疗。

【治疗方法】

1. 术前正畸治疗　参见第四章"第一节 术前正畸"。

2. 外科手术

(1) 对原发性单侧小下颌畸形的患者,患侧采用下颌支矢状骨劈开术,健侧行矢状骨劈开术或下颌支斜行(垂直)骨切开。将下颌骨旋转至正常位置。通常还需行颏成形术来进一步矫治颏部偏斜并植骨增加面下 1/3 垂直高度。

(2) 如果存在上颌的问题,应同时考虑用上颌的正颌外科手术进行矫正。

(3) 对于严重的单侧小下颌畸形,可以选择口外途径行倒 L 形骨切开加植骨或者牵张成骨的方法前徙下降患侧下颌骨,同时增加下颌支长度。对侧下颌则行矢状骨劈开或垂直骨切开术,通常还需行颏成形术。

3. 术后正畸治疗　参见第四章"第三节 术后正畸"。

【临床路径】

1. 临床表现及影像学检查确诊。

2. 制订正畸 - 正颌联合治疗计划。

3. 术前正畸。

4. 正颌外科手术矫治。

5. 术后正畸与效果保持。

第十五节　偏面萎缩畸形

【概述】

偏面萎缩畸形(progressive hemifacial atrophy),这类患者的面形和咬合表现与半侧颜面短小畸形类似,但更加严重,尤其半侧颜面软组织出现明显的萎缩征象。治疗上不仅要求重建其正常的面部骨骼框架结构,而且需要整复软组织不足畸形,从而恢复对称的颜面形态以及稳定咬合关系。

【诊断要点】

1. 临床表现

(1) 不同程度的一侧髁突和下颌升支的发育不全。

(2) 明显的上颌骨及上颌𬌗平面倾斜。

(3) 软组织萎缩,尤其是皮下与肌肉组织明显不足,部分患者的一侧唇红萎缩甚至缺如;这种外形缺陷常以面中线为界,个别病例皮肤出现色素异常。

(4) 严重病例的颧颞部软硬组织亦受累。

2. 影像学检查

(1) X 线头影测量:显示患侧髁突与下颌支短小,发育不足。

(2) 颌骨全景片:了解双侧下颌骨的形状、对称度及下颌管的位置及走向等。

(3) 关节 X 线片:了解颞下颌关节形态,有无髁突位置异常和发育异常。

(4) CBCT 和螺旋 CT:了解上下颌骨大小与位置关系,评估颜面部对称性,有无髁突发育异常等。

【治疗原则】

重建面部骨骼框架,整复软组织不足,恢复对称的颜面形态及稳定的咬合关系。

【治疗方法】

1. 术前正畸治疗 参见第四章"第一节 术前正畸"。

2. 外科方法矫治

(1) 对于处于生长发育期的进行性偏面萎缩畸形患者,可以尝试通过积极的功能性矫治刺激和引导颌骨的生长发育。

(2) 对成人患者,则需要采用外科 - 正畸联合矫正并整复软组织萎缩畸形。偏面萎缩的矫治通常难以通过一次性手术达到功能与形态均较满意的效果。

(3) 轻者可以借由前述的单侧小颌与半侧颜面短小畸形的矫治方案进行治疗,而严重病例往往需要行上、下颌骨手术,甚至颧骨区域的硬软组织畸形的同期或二期整复。术式包括:

1) 上颌 Le Fort Ⅰ型骨切开及骨移植术。

2) 患侧下颌支倒 L 形骨切开及对侧下颌支斜行(或矢状)骨切开术。

3) 颏成形术。

(4) 整复软组织不足,恢复颜面外形:包括大网膜游离或带血管蒂游离移植、真皮脂肪游离移植整复术、带血管蒂的复合肩胛皮瓣或其他血管化的肌皮瓣游离移植、人工合成的生物相容材料移植整复等。

3. 术后正畸治疗 参见第四章"第三节 术后正畸"。

【临床路径】

1. 临床表现及影像学检查确诊。

2. 制订正畸 - 正颌联合治疗计划。

3. 术前正畸。

4. 正颌外科手术矫治。

5. 术后正畸与效果保持。

6. 必要时行软组织畸形矫治。

（罗 恩 刘 尧）

第十六节 颏部发育畸形

【概述】

颏部发育畸形（chin deformity）是指颏部的各种形态异常。病因与遗传和环境因素有关,但多由种族等遗传因素所致。

【诊断要点】

1. 病史 多有家族史,有明显种族特征。

2. 临床表现

（1）颏部发育不足。

（2）颏部发育过度。

（3）颏部偏斜畸形。

3. 影像学检查 X 线头影测量时,测量下唇突点至审美平面（EP）距离,正常值为 2 ± 2mm,以了解颏部畸形的类型及移动的方向、距离和最终位置。

【鉴别诊断】

1. 单纯的下颌后缩 为凸面型,下颌骨相对于上颌骨处于后位,颏部发育正常,X 线头影测量分析显示,ANB 角 >4°。

2. 单纯的下颌前突 为凹面型,下颌骨相对于颅底位置过分向前生长,颏部发育正常,前牙反𬌗或开𬌗、后牙安氏Ⅲ类错𬌗关系以及面下 1/3 容貌结构间协调关系破坏。X 线头影测量分析显示,ANB 角 <1°。

【治疗原则】

颌面轮廓或正颌手术治疗。

【治疗方法】

1. 术前准备

(1) 同一般正颌外科手术。在进行头影测量分析及手术设计时,应确定颏部移动的方向、距离和最终位置,并预测其移动后的软组织形态变化。

(2) 如系与其他正颌外科手术配合矫治复杂牙颌面畸形,需作相应准备。

2. 手术设计与施行

(1) 在 X 线头影测量片上,确定软组织颏的理想位置。

(2) 采用口内入路颏成形术,在下颌前牙根尖及两侧颏孔下水平切开下颌骨正中联合部骨块,保持切开后骨块的舌侧软组织肌肉血供蒂的完整性,向前移动骨块于新的位置并将其与下颌骨重新固定在一起。由于附着在颏部骨块唇颊侧的软组织也向前移动,因而矫治了颏部后缩畸形。

【临床路径】

1. 临床表现及影像学检查确诊。

2. 手术设计。

3. 颏成形术。

第十七节　下颌角肥大

【概述】

下颌角肥大(prominent mandibular angle)这一概念由 Baek 等人于 1989 年提出。下颌角肥大的病因尚不完全清楚,多与种族和遗传相关,病理改变为下颌角向下、外、后方生长发育过度和咬肌的肥厚。咬肌肥大多伴有下颌角向下方及侧方的发育过度,从而使面部长宽比例失调,呈方形面容,严重影响容貌美观。

【诊断要点】

1. 临床表现

(1) 下颌角开张度明显减小,严重者接近 90°。

(2) 多为双侧,也可单侧发生。

(3) 一般不存在咬合错乱,患者求治的主要目的为改变容貌。

2. 影像学检查

(1) 头颅正、侧位 X 线头影测量片:下颌角的开张度正常为 120°左右,方颌患者的下颌角开张度 <110°;下颌平面角(MP,FH 夹角)小于正常;面下 1/3 高度过短。

(2) 颌骨全景片:能清楚地显示下颌角与下颌支形态以及下颌管的位置与走行,从而为设计手术骨切开线提供参考。

(3) 手术前后还应为患者拍摄正、侧位面部像片,用以资料保存和矫治效果评价。

【治疗原则】

外科手术治疗。

【治疗方法】

1. 下颌骨外板劈开术　劈开范围从下颌支乙状切迹下 1.5cm 至颏孔后 1.0cm,包括下颌下缘、下颌角与升支后缘的外侧全层骨皮质。适用于正面观面下份宽,侧面观下颌角开张度 >120°,尤其适合高角型下颌角肥大者。

2. 下颌角弧形截骨术　用窄刃摇摆锯或裂钻从下颌升支后缘中下 1/3 向前下至颏孔下方行下颌角区弧形截骨术。适用于正面观整个下颌骨体比例协调适中,侧面观下颌角开张度 <120°,严重者呈直角或下颌角向后下方突出,或骨质增生向外突出使下颌角区显得膨隆。该术式侧面观改变下颌角开张度,正面观单纯下颌角膨隆外翻者可有所改善。

3. 下颌下缘截骨术　用往复锯在下颌神经管走行之下方从颏部至下颌角行长弧线截骨,截除此区域的全层下颌下缘。适用于正面观面部宽度基本正常,下颌角开张度 <120°,下颌平面角过小,下颌下缘曲线过于平缓,或下颌下缘形态不佳,下颌体下缘轮廓下坠者。

4. 全下颌下缘切除截骨术　采用口内入路,将下颌下缘部分或全部切除。对于全下颌下缘切除术,软组织切口从下颌升支前缘平上颌骀平面处,沿下颌外斜线延伸至中切牙颊侧。骨切开线从切牙区延伸至下颌升支后缘,使用往复锯至舌侧骨皮质切开。适用于面下 1/3 过长,伴或不伴方形下巴及两侧下颌下缘不在同一水平的畸形。

5. 颏部正中截骨下颌下缘内缩术　先按颏前徙的手术方式在下颌前牙根尖下 5mm 处行颏部水平骨切开术。切开线的后缘尽可能向下颌角延伸,折断下降后在颏部骨块中央截除底边在舌侧的梯形骨块,底边长度根据下颌体部劈除的外板厚度来确定,一般为 8~10mm,然后将两侧颏部骨块向内移位并靠拢。

【临床路径】

1. 临床表现与影像学检查确诊。

2. 确定手术方案。

3. 外科手术治疗。

第十八节　颧骨颧弓过高

【概述】

　　面部突起主要由鼻骨、颧骨和颏突组成,是凸显个体面型特征和立体感的重要解剖结构,面部各突起的协调关系是判断容貌美的一个重要指标。颧骨的形态和突度对容貌的影响很大。东方人对颧部整形的审美诉求以降低颧部突度为多。

【诊断要点】

1. 临床表现

(1) 面型多呈菱形,同时伴有双侧下颌角肥大者面型则呈方形。

(2) 颧突过高、颧弓肥大、面中 1/3 过宽、面上 1/3 凹陷,面上部与面中部面型高宽比值小于 0.75,两侧眶外缘之间的距离过短及颞窝不丰满,面部往往显得粗犷。

2. 影像学检查

(1) X 线头影测量:摄取头颅正、侧位定位 X 线片,测量面型高宽比值及骨性面高宽比值。

(2) 颏顶位及颧弓位 X 线片:了解颧骨颧弓的突度。

(3) 头面部三维 CT 重建影像:必要时摄取,以更好地设计截骨线和截骨范围。

（4）拍摄正、侧位面部相片，作为资料保存和矫治前后效果评价。

【治疗原则】

颌面轮廓整形手术治疗。

【治疗方法】

1. 经口内颧骨磨削术　采用骨磨削工具通过口内上颌前庭沟入路打磨肥大突出的颧骨体和颧弓，以减低其突度。主要适用于颧骨肥大突出明显，而颧弓并不突出或仅限于与颧骨体部连接段突出者。

2. 经口内切口入路的 L 形截骨术　切口同口内入路，在骨膜下暴露颧突及颧弓，在颧骨根部作 L 形截骨线，能使上颌窦暴露，并在颧骨下缘近根部作平行于 L 形截骨线短臂的截骨，去除 0.3cm×1.0cm 骨块一片，使颧骨内移、上移。同时用细长柄摆动锯在颧弓远端锯开骨皮质并使之来降低颧骨颧弓高度。

3. 经口内切口入路的 I 形截骨术　使用往复锯，以 2 条平行的截骨线，从颧骨体的内侧皮质向外侧皮质切成类似 I 形的接骨段，两平行线之间骨的切除量是术前设计的。适用于颧弓较宽，颧骨侧突无突出的患者。主要用于缩小双侧过宽的颧弓，同时减少颧骨体的前突。它可以有效地降低颧骨复合体，使颧骨颧弓缩小从而缩窄面部轮廓。

4. 经口内切口入路的 C 形截骨术　该方法与 L 形截骨术相同，主要区别在于截骨线的斜行部分。与 L 形截骨术相比，C 形截骨术斜行向眶外缘移动，且由 2 条平行截骨线组成，而不是仅有 1 条。适用于颧骨复合体、颧骨体、颧弓突出，累及眶外侧缘和眶下缘。

5. 经口内 - 耳前切口入路的颧骨颧弓减低术　在颧骨颧弓连接部作 L 形或 I 形截骨完全同上，在耳前作 1.0cm 切口垂直钝性分离至骨膜下暴露颧弓远端，用锯子锯断或直骨凿凿断骨皮质使之完全骨折；内压颧弓根部，用钢丝或钛板固定颧骨根部或者不固定。此术式暴露范围最小、创伤小、截骨效率最高，操作最简捷，术后局部肿胀最轻、恢复最快，是目前最常用的颧骨颧弓减低术。

6. 经头皮冠状切口骨切开术　此法适用于年龄较大的受术者。有些患者面部皮肤松弛，额部、双侧外眦角皱纹明显。设计发际内双侧耳轮脚间冠状切口行颧骨颧弓减低术的同时，可行面部皮肤提紧术。骨切开方式类同于经口内 - 耳前切口骨切开术。

【临床路径】

1. 临床表现及影像学检查确诊。

2. 制订手术计划。

3. 轮廓外科手术治疗。

第十九节　颧骨颧弓过低

【概述】

颧部的形态以及适当的突度对于容貌的美与和谐是非常重要的,由于发育、外伤等原因导致颧部突度不足或不对称破坏了容貌的协调和美观。就面部审美而言,西方人更为强调颧突的重要性,认为适宜的颧突使面部轮廓清分明,面颊部显得年轻生动,应与鼻突、颏突协调统一。

【诊断要点】

1. 临床表现

(1) 面中份外侧塌陷。

(2) 眼球外突。

2. 影像学检查

(1) X线头影测量:摄取头颅正、侧位定位 X 线片,测量面型高宽比值及骨性面高宽比值,计算出需要增高的数据。

(2) 颏顶位及颧弓位 X 线片:了解颧骨颧弓的突度。

(3) 头面部三维 CT 重建影像:必要时摄取,以更好地进行手术设计。

(4) 拍摄正、侧位面部相片,作为资料保存和矫治前后效果评价。

【治疗原则】

正颌手术治疗。

【治疗方法】

1. 自体骨或骨代用品植入　通过在过低的颧骨高点前方或前外侧方表面植入自体骨或骨代用品,以恢复颧骨的外形高点。自体骨可取自髂骨或颅骨外板,将其塑形雕刻至所需形态。骨代用品可选择成品的人工骨修复材料。

(1) 口内上颌前庭沟入路:在口内尖牙至第一磨牙前庭沟偏颊侧 6mm 处

切开黏膜、黏膜下层及骨膜,单侧手术时只需作一侧切口。根据标出的位置和范围用大骨膜剥离器从上颌骨外侧表面向上分离至颧骨表面,勿作过度剥离以免隧道腔隙过大,导致植入体术后移位。

(2) 眶下缘切口入路:在眶下缘处距下睑缘 2~3mm 处作一长 2~3cm 与眼轮匝肌平行的弧形切口,在外眦侧斜向外下。在切口平面下 0.5cm,剥离眼轮匝肌及眶隔组织达眶下缘骨膜;切开骨膜后沿标定移植范围剥离出移植腔隙,勿作过度剥离以免腔隙过大植入体移位。剥离时应注意勿损伤眶下血管神经。将骨块或骨代用品植入腔隙内,观察整复效果,调整好位置,修整塑形满意后保持植入体位置稳定,用小型螺钉固定于颧骨表面。

2. 假体植入　手术一般采用口内上颌前庭沟入路,在过低的颧骨前方或前外侧方表面植入假体,以恢复颧骨的外形高点。现今,假体材料主要有医用固体硅橡胶及膨化聚四氟乙烯(特氟龙),市场上有预成型的颧部增高假体出售。

3. 骨切开植骨术　在颧骨颞突根部向前下方将颧弓与颧骨体部的连接处切开,此时颧弓部骨段有一定的动度,然后在骨断面间插入自体骨并固定以增加颧骨突度。该法充分利用了颧骨的自然外形,美学效果好,但是难以在前后方向上增加颧骨突度。

【临床路径】
1. 临床表现及影像学检查确诊。
2. 制订手术方案。
3. 外科手术治疗。

第二十节　唇腭裂继发牙颌面畸形

【概述】
唇腭裂继发颌骨畸形(jaw deformities secondary to jaw cleft lip and palate)主要表现为上颌骨和面中份骨骼发育不足引起的一系列牙颌面结构关系失调。

【诊断要点】

1. 病史

(1) 唇腭裂有遗传倾向,部分患者具有家族遗传史。

(2) 唇腭裂的治疗为综合序列治疗,患者从婴儿期起就要经历正畸治疗、唇裂修复术、腭裂修复术、语音治疗、咽成形术、牙槽突裂植骨术、心理治疗等一系列治疗。

2. 临床表现

(1) 上颌后缩或面中份凹陷,前牙反𬌗,上唇往往显得过长,鼻部尤其是鼻尖扁平。

(2) 下颌表现为假性或真性前突,下颌支的高度不足,下颌平面陡峭呈高角面容。

(3) 骨性Ⅲ类错𬌗畸形,上颌牙弓狭窄,牙列严重拥挤。

3. 影像学检查

(1) X线头影测量:通常表现为骨性Ⅲ类的特征,多伴有上颌矢状向和(或)垂直向发育不足,下颌正常或发育过度。应在息止颌位拍摄头颅定位侧位片,以确定下颌骨的真实位置。

(2) 全景片:全面观察口腔内牙齿数目及牙胚发育情况。

【治疗原则】

正畸 - 正颌联合治疗。

【治疗方法】

1. 术前正畸治疗 唇腭裂患者术后上下颌牙齿多发生代偿性倾斜,表现为上颌前牙唇倾、下颌前牙及后牙的舌向倾斜。其次是通过拔牙等手段解决上颌牙列中至重度的拥挤,排齐牙列,尽量纠正上颌中线的偏移。唇腭裂患者上颌牙弓狭窄,上下颌牙弓宽度不调,应采用外科辅助快速扩弓技术,以协调上下颌牙弓的宽度。上颌牙弓的缩窄使得下颌牙弓 Spee 曲线过陡,应在术前适当整平 Spee 曲线,去除其对术中颌骨定位的干扰。

2. 正颌手术治疗 因唇腭裂术后患者下颌骨的正颌外科手术与非唇腭裂患者基本相同,故本节着重介绍有关上颌骨的手术。

(1) 单侧唇腭裂继发颌骨畸形的手术矫治

1) 腭裂裂侧骨段的骨切开复位术:适用于健侧上颌发育正常,而患侧上颌骨向中线移位或合并有垂直向发育不足的患者。术前应先完成正畸治疗,并进行模型外科分析,以期术后达到良好的𬌗关系。根据患者的情况,可同期或在术后 6 个月后行牙槽突裂植骨整复术。

2) 同期 Le Fort Ⅰ 型骨切开术及牙槽突裂整复：多数唇腭裂术后患者存在上颌骨前后向、垂直向及横向的发育不足。并且患者的鼻周、眶下甚至整个面中 1/3 都因发育不足而表现为凹陷畸形。绝大多数患者需要行 Le Fort Ⅰ 型骨切开术前徙上颌，对牙槽突裂未整复者可同期行裂隙植骨术；如果唇腭裂继发牙颌面畸形伴有严重鼻翼旁的凹陷畸形，可改行高位 Le Fort Ⅰ 型骨切开术；对眶下区和颧区存在明显发育不足的患者，还可将骨切开线向外上延至颧骨并根据该区域塌陷情况形成梯形或菱形切骨线，或者选择 Le Fort Ⅱ 型骨切开术，从而达到更好的美容效果。

(2) 双侧唇腭裂术后继发颌骨畸形的手术矫治：上颌骨 Le Fort Ⅰ 型骨切开术后，移动后的骨段血供来自于腭侧和颊侧后份黏骨膜蒂。对单侧唇腭裂患者施行 Le Fort Ⅰ 型骨切开术，血供主要来自咽侧和咽后区，有时也来自腭大动脉。双侧唇腭裂患者，两侧上颌骨段的血供模式与单侧者相同，而前颌骨的血供则来自鼻中隔、犁骨和覆盖在前颌骨段上的黏骨膜。

如果两侧牙槽突裂早已植骨整复，此时上颌骨已连成一整体，大致可按常规 Le Fort Ⅰ 型骨切开术进行操作。保险起见，可在前颌骨唇侧可保留黏骨膜蒂以保证切开后的前颌骨有充足的血供。如果双侧唇腭裂患者两侧牙槽突裂没有进行植骨修复，一种方法是先行牙槽突裂植骨术关闭裂隙，待 6~8 个月后再行正颌外科手术；另一种方法是同期行双侧上颌后部骨切开术及牙槽突裂的植骨整复术。

(3) 牵张成骨在唇裂继发畸形中的应用：与正颌外科手术不同，牵张成骨可以在唇腭裂患者混合牙列期施行。对于唇腭裂术后继发严重上颌后缩的患者，对上颌骨向前牵引的同时，鼻、唇位置相应改变，从而获得较好的整体美学效果，且无严重并发症产生。有报告称在 Le Fort Ⅰ 型骨切开术同期行髂骨移植修复牙槽突裂及双侧上颌牵引成骨、骨缝牵引牵引成骨技术治疗先天性唇腭裂患儿取得成功的案例。

3. 术后正畸治疗　唇腭裂患者的术后正畸治疗应在伤口基本愈合、患者张口度基本恢复、定位导板摘除后进行。如术中使用微种植钉，术后第一时间即可进行各类颌间牵引。术后的正畸治疗主要包括进一步排齐错位牙，纠正扭转牙；关闭牙弓内剩余间隙，调整上下颌中线；控制上下颌高度，纠正深覆𬌗或开𬌗；调整与完善后牙咬合，达到稳定的咬合关系，防止畸形复发。

第二十一节　创伤性牙颌面畸形

【概述】

口腔颌面部外伤导致的颌骨骨折与骨质缺损,由于各种原因在受伤时没有得到及时治疗,骨折创口错位愈合后遗留的继发颌骨畸形与咬合关系错乱,称为创伤性牙颌面畸形(traumatic dento-maxillofacial deformities)。

【诊断要点】

1. 病史　包括受伤时间、致伤因素、伤后处理情况及软硬组织愈合过程。是否伴有其他部位,特别是重要脏器的损伤,是否有其他系统疾病,同时还应了解患者在伤前有无发育性或先天性牙颌面畸形的存在。

2. 临床检查　主要是评价患者面部左右对称性,垂直向、水平向及矢状方向的比例关系,口内殆关系情况及有无颞下颌关节功能障碍等。应具体了解牙、牙槽骨及颌骨缺损情况及部位,软组织缺损部位及程度,颌骨创伤部位及移位程度。

3. 临床表现　创伤后颌面畸形与先天性或发育性口腔颌面部畸形有所不同。创伤性颌骨畸形严重程度与致伤因素、致伤方式、创伤时间、伤后处理方式等密切相关。主要包括:

(1) 颌骨位置及殆关系异常;

(2) 容貌改变;

(3) 软组织畸形;

(4) 功能障碍。

4. 影像学检查

(1) 全景片、头颅侧位片及三维 CT 重建:可了解骨折部位,骨折线的走行方向,为骨折的诊断提供最直接的依据。

(2) X 线头影测量分析:不仅可了解患者有无发育性颌骨畸形,还可确定创伤性颌骨畸形部位及程度,同时可分析确定矫治时颌骨需要移动的方向和量,并可根据测量结果进行矫治效果预测及制订治疗计划。无论是发育性颌骨畸形、先天性畸形,还是创伤性颌骨畸形,矫治前均应常规作 X 线头影测量。

5. 牙颌模型研究

(1) 可了解牙齿,牙槽骨有无缺损,缺损部位及程度。

(2) 了解牙弓形态,有无反𬌗、锁𬌗,确定错𬌗严重程度。

【治疗原则】

颌骨创伤后继发畸形一般指在伤后 3 周以上仍未得到治疗形成的牙面畸形。这类畸形常同时累及软硬组织,具有不规则性,多发性的特点。如患者在伤前就存在发育性牙颌面畸形,则伤后畸形更为复杂而严重,因而给临床诊断和矫治设计带来难度。创伤后颌骨畸形的治疗也应遵循正颌外科的矫治原则,使用正颌外科的某些技术手段并在必要时配合术前术后正畸治疗,恢复咬合关系及改善容貌。

【治疗方法】

根据治疗计划,准确预测,采取正颌外科的治疗理念,尽可能恢复患者的面型及容貌。

1. 下颌正中颏部骨折　下颌颏部骨折错位愈合早期,将后移的颏正中骨段向前牵拉复位,坚固内固定或牙弓夹板配合颌间弹性牵引矫正𬌗关系。

颏部粉碎性骨折伴骨质缺损者,可采用颏正中部植骨修复法。颏部正中骨质缺损采用以牙为支抗的牵张成骨技术矫治不仅可取得良好的外形修复效果,且无需植骨。

2. 下颌体部及升支部骨折错位愈合　由于下颌体内有下牙槽神经存在,下颌体部骨折错位愈合后可采用下颌体部台阶形切骨术,扩大牙弓,恢复咬合关系。对有骨质缺损者可行植骨或骨牵张术矫治。

单纯的升支骨折错位愈合后,可采用下颌支矢状劈开术或垂直骨切开术矫治异常颌骨位置及𬌗关系,必须采用坚固内固定技术。

3. 髁突骨折及颞下颌关节损伤　这类畸形的矫治需采用单侧或双侧下颌升支正颌手术,术式可用升支矢状骨劈开术或垂直/斜形骨切开术,前移并旋转下颌骨,关闭前牙开𬌗,恢复𬌗关系及面型。如果颏的突度仍然不足,可同期作颏前徙成形术。

4. 颧骨骨折错位愈合矫治　对颧骨骨折错位愈合矫治的原则是使错位愈合的骨块松动或凿开,重新复位及固定,改善面形,恢复下颌正常运动功能,解除复视及眼部其他神经病理体征。

头皮冠状切口可较充分地显露颧骨颧弓骨折,便于在直视下凿开或切开错位愈合的骨质。骨块复位后可方便地行坚固内固定。

5. 上颌骨骨折错位愈合 任何类型的 Le Fort 分类骨折，只要不伴有鼻眶区及颧骨异常或明显异常者，均可采用 Le Fort Ⅰ型骨切开术式矫正面中份塌陷，垂直向及水平向位置异常。对上颌骨骨折错位愈合后有上颌及鼻眶区后缩，Ⅲ类错𬌗畸形，而面部左右基本对称，上颌骨高度基本正常且整体前移面中份骨骼后可获得良好的颌功能及面形者，可采用 Le Fort Ⅱ型骨切开术进行治疗。严重而广泛的面中份骨折，可同时累及上颌骨、鼻骨和颧骨颧弓，或 Le Fort Ⅲ型骨折，造成面中份骨骼整体后下移位、面中份凹陷、盘状脸畸形，可采用 Le Fort Ⅲ型骨切开整体移动上颌骨和颧骨矫治面部外形和咬合关系。

6. 牵张成骨治疗创伤性颌骨畸形 当颌面部创伤致颌骨及颌周软组织严重畸形和缺损时，牵张成骨技术不仅可刺激骨组织再生，还可同期延长颌周软组织。该技术还具有创伤小、无需植骨及输血等优点，并可应用于青少年颌骨畸形矫治，因此无论是上颌骨，还是下颌骨创伤性畸形和缺损，颌骨需较大范围移动，骨缺损较多且软组织量不足者，均可应用牵张成骨技术予以矫正。

【临床路径】

1. 通过病史采集，临床检查，临床表现，影像学检查及牙颌模型研究确诊。

2. 制订治疗计划。

3. 术前正畸。

4. 正颌手术。

5. 术后正畸与效果保持。

第二十二节 髁突骨软骨瘤

【概述】

髁突骨软骨瘤（condylar osteochondroma）是发生于下颌髁突的骨软骨瘤。骨软骨瘤又称外生性骨疣，是临床上最常见的良性骨肿瘤之一，好发于长骨的干骺端，发生于头颈部者少见，主要见于髁突或喙突的顶部。

【诊断要点】

1. 临床表现

（1）渐进性面部不对称畸形，患侧下颌髁突、颈部及下颌体垂直高度增加，下颌向健侧旋转，颏部偏向健侧。

（2）𬌗关系紊乱，患侧可出现开𬌗，健侧可呈反𬌗或对刃𬌗状态。

（3）患侧髁突活动减弱或消失，张口受限。

（4）患侧髁突肿大，耳前区偶见骨性肿块。

（5）患侧上颌骨代偿性下移，上颌𬌗平面出现患侧低、健侧高的倾斜。

（6）健侧可出现关节区疼痛、弹响或杂音等关节紊乱病症状。

2. 影像学检查

（1）X线检查（颌骨全景片、CBCT、螺旋CT）：典型征象为附于髁突边缘的团块影像，有广阔的基底，与正常骨无明显分界者为广基型，有蒂者为带蒂型，在肿瘤的顶端含有一层软骨帽，呈不透明的局部透亮区。

（2）CT三维重建：可立体地、多角度地显示骨骼与其相邻结构的解剖关系，直接观测病变部位、形态、性质及其范围，指导手术方案，模拟手术切除，预测手术的可能性。

3. 病理学检查　骨软骨瘤诊断的组织学标准：软骨帽上有软骨细胞簇出现，这些软骨细胞平行，长方形或裂隙状排列，与正常的骨骺软骨相似。若出现软骨帽厚度超过2cm，软骨结构消失，黏液样变，软骨密度增加，软骨细胞分裂象增多，软骨细胞出现异型性、坏死等，常提示恶变。

【治疗原则】

外科手术为主。

【治疗方法】

1. 手术步骤

（1）肿瘤切除术：髁突骨软骨瘤的切除包括带肿瘤的保守性髁突（部分）切除和全髁突切除。

（2）关节重建术：由于髁突切除之后会导致患侧升支高度的下降，因此髁突重建往往是必要的；重建的方法包括肋骨肋软骨游离移植、下颌升支后缘垂直切开上移髁突重建术、自体喙突移植、人工关节等；关节盘复位术、关节盘修复术、颞肌筋膜瓣插补术可以根据患者关节盘受损情况在髁突重建后同期完成，关节凹一般不受累及，无需处理。

（3）继发牙颌面畸形的矫治：根据患者畸形特点选择包括术前术后正畸治

疗、正颌外科手术、颌骨轮廓修整术等,详见第六章"第二十三节 髁突骨软骨瘤继发颌骨畸形"。

2. 手术方案选择

(1) 肿瘤病损位于髁突局部,交界明确(带蒂),可选择将肿瘤的髁突部分切除。髁突部分切除术往往可以维持下颌升支高度,切除后对剩余髁突做适当修整,必要时可选择关节盘复位术、关节盘修复术、颞肌筋膜瓣插补术。

(2) 带肿瘤的全髁突切除术适用于肿瘤范围较大、交界不清(广基型)的病例。全髁突切除术会造成患侧下颌升支高度的降低,引起继发咬合错乱。因此髁突重建在这类患者是需要同期完成的,重建方式可以选择肋骨肋软骨游离移植、下颌升支后缘垂直切开上移髁突重建术、自体喙突移植、人工关节等。必要时还需要选择关节盘复位术、关节盘修复术、颞肌筋膜瓣插补术。

【临床路径】

1. 临床表现、影像学检查及病理检查确诊。

2. 制订手术方案。

3. 外科手术治疗。

第二十三节 髁突骨软骨瘤继发颌骨畸形

【概述】

髁突骨软骨瘤(condylar osteochondroma)可引发严重的面部畸形、功能障碍,并对患者的生活、心理产生严重影响。

【诊断要点】

1. 临床表现

(1) 咬合关系改变。

(2) 面下 1/3 外形不对称,下颌骨向健侧旋转,下颌中线偏向健侧。

(3) 患侧下颌升支垂直向延长,下颌角和下颌缘位置降低。

(4) 颏部歪斜。

(5) 患侧上颌骨代偿性向下生长,上颌骨𬌗平面倾斜。

2. 影像学检查

(1) X 线检查（颌骨全景片、CBCT、螺旋 CT）：了解和评估肿瘤病变情况。

(2) X 线头影测量正侧位片：评估下颌中线偏斜情况，通过双侧对比观察双侧上颌𬌗平面高度、下颌支高度、下颌角和下颌下缘位置的差异，可确定上、下颌骨旋转的距离及帮助进行轮廓整形术式的确定。

【治疗原则】

外科手术矫治相关颌骨畸形。

【治疗方法】

1. 对肿瘤范围较大、交界不清，继发不对称性颌骨畸形明显但咬合紊乱不明显的病例，可以选择全髁突切除术 + 髁突重建术 + 颌骨轮廓整形术，必要时还需要选择关节盘复位术、关节盘修复术、颞肌筋膜瓣插补术，术后配合颌间固定或正畸治疗建立良好的咬合关系。

2. 对肿瘤范围较大、交界不清，继发不对称性牙颌面畸形明显的病例　如果咬合平面倾斜不明显（≤5°），可选择全髁突切除术 + 髁突重建术 + 正颌手术（下颌），必要时配合颌骨轮廓整形术、关节盘复位术、关节盘修复术、颞肌筋膜瓣插补术等。根据牙颌面畸形的具体情况选择术前、术后正畸治疗建立良好的咬合关系，同时纠正倾斜的咬合平面。对这类患者所实施的下颌正颌手术多是健侧下颌升支矢状劈开术，用于旋转矫正偏斜的下颌骨。

3. 对于肿瘤范围较大、交界不清，继发不对称性牙颌面畸形明显的病例　如果咬合平面倾斜 >5°，选择全髁突切除术 + 髁突重建术 + 正颌手术（双颌），必要时配合颌骨轮廓整形术、关节盘复位术、关节盘修复术、颞肌筋膜瓣插补术等。根据牙颌面畸形的具体情况选择术前、术后正畸治疗建立良好的咬合关系。对这类患者所实施的双颌正颌手术多是上颌骨 Le Fort Ⅰ型骨切开旋转摆正上颌骨以纠正明显倾斜的上颌平面，加上健侧下颌升支矢状劈开术，用于旋转矫正偏斜的下颌骨。同时这类患者的继发颌骨不对称畸形比较明显，除了颌骨位置上偏斜（通过正颌外科解决），颌骨体积上的不对称也是重要原因，同期行颌骨轮廓整形术能达到更好的面形效果。

【临床路径】

1. 临床表现及影像学检查确诊。

2. 术前模拟。

3. 手术治疗。

4. 必要时应术后正畸。

第二十四节 髁突肥大

【概述】

髁突肥大(condylar hyperplasia),是指下颌骨髁突非肿瘤性过度生长而产生的一种畸形,包括髁突形态及大小上的改变,是临床上较为少见的一种疾病。

【诊断要点】

1. 临床表现

(1) 具有自限性,髁突的异常增生可自行停止。

(2) 好发于一侧髁突,左右无明显差异,双侧髁突肥大罕见。

(3) 好发年龄为 10~30 岁,男女患病率无差别。

(4) 青少年表现为髁突的加速生长,成年人多表现为髁突突然性生长。

(5) 面部非对称畸形和错𬌗,颏部向健侧偏斜,部分患者伴有下颌前伸。从青春期开始患病的患者中多伴有𬌗平面的倾斜,患侧低于健侧。在成年发病的患者中健侧多变为后牙和部分前牙反𬌗,患侧可出现后牙的锁𬌗甚至开𬌗。

(6) 部分患者可伴有颞下颌关节紊乱病。

2. 影像学检查

(1) 头影测量:拍摄连续 3 次间隔 6 个月的头影测量,通过测量数个确定点连线所得的至少 3 个长度距离和角度,如果连续 3 个间隔 6 个月侧位头影测量值大于 3 个参数的变化值并且少于 1mm 或者 <1°者,则认为髁突无明显生长。

(2) 三维 CT 重建:直观地显示髁突及颌骨畸形,特别有利于双侧髁突的对比及下颌骨和髁突舌侧形态的观察。

(3) 放射性核素骨扫描:体内注射放射性核素 99m 亚甲二磷酸锝,将体外拍摄的 X 线片显影并对图像作出分析,可见生长活跃的髁突区即可获得较多的放射性核素标记物,与对侧形成差异。

3. 病理学检查 肥大层增厚、骨小梁增粗、排列不规则、软骨岛增加、嗜银核仁形成区计数增加等改变。

【治疗原则】

正畸 - 正颌联合治疗

【治疗方法】

1. 术前正畸治疗　髁突肥大患者的正畸治疗主张在手术后进行,但如果患者病程长,代偿性倾斜较为严重,则在手术前进行正畸治疗,去除双侧上下颌后牙代偿性倾斜。

2. 正颌手术　成年患者需要同时进行上、下颌骨的手术。利用下颌升支矢状劈开术矫正下颌的前突或偏颌畸形,对𬌗平面倾斜的患者可同时采用 Le Fort Ⅰ 型骨切开术矫正𬌗平面。

3. 术后正畸治疗　髁突肥大患者手术后出现独特的错𬌗畸形,患侧磨牙接触,患侧前磨牙、健侧后牙及前牙开𬌗,面下 1/3 增加,开唇露齿。因此术后正畸治疗的关键在于压低患侧上下颌磨牙,去除双侧上下颌后牙代偿性倾斜。

【临床路径】

1. 临床表现及影像学检查确诊。

2. 制订手术治疗计划。

3. 外科手术治疗。

第二十五节　髁突肥大继发颌骨畸形

【概述】

髁突肥大是指下颌骨髁突非肿瘤性过度生长而产生的一种畸形,包括髁突形态及大小的改变,是临床上较为少见的一种疾病。常引起颌面部不对称畸形及牙𬌗关系紊乱,称为髁突肥大继发颌骨畸形。

【诊断要点】

1. 临床表现

(1) 面部不对称,患侧垂直向生长过度,常见扁平,健侧显丰满。

(2) 患侧下颌角,下颌下缘比健侧低。

(3) 下颌牙中线及颏中线偏健侧。

（4）牙殆关系紊乱，即患侧后牙深覆盖或深覆𬌗，健侧后牙及前牙呈反𬌗或对刃𬌗。

2. 影像学检查　X头影测量用于评估下颌中线偏斜情况，通过双侧对比观察双侧上颌𬌗平面高度、下颌支高度、下颌角和下颌下缘位置的差异，可确定上、下颌骨旋转的距离及帮助进行轮廓整形术式的确定。

【鉴别诊断】

1. 半侧下颌肥大畸形　一侧髁突和下颌骨在三维空间方向的增生过长。

2. 一侧下颌骨发育不足　表现为患侧面部丰满，健侧扁平，患侧下颌升支及体部短缩，下颌牙及颏中线偏患侧，患侧牙列拥挤倾斜。

3. 髁突骨瘤　由于形态不规则，常存在咀嚼痛，在开闭口运动中可有细碎摩擦音和关节绞锁现象，在X线片上多表现为髁突前内上方的帽状密度增高影像，外形不规则。

【治疗原则】

正畸 - 正颌联合治疗

【治疗方法】

1. 术前正畸　与其他牙颌面畸形术前正畸的目的一致，通过正畸排齐牙列、去除牙代偿性倾斜和整平𬌗曲线，为外科手术顺利地切开颌骨和移动牙 - 骨块至预期位置固定，同时为最大限度地建立术后美观、稳定和健康的牙𬌗关系创造条件。

2. 手术方法

（1）单纯性髁突肥大，面部非对称性畸形较轻者：采用髁突下升支后缘L形截骨术可获得良好的治疗效果。

（2）伴有下颌升支增长，患侧面部更显狭长，下颌牙及颏中线偏移较轻者：由于伴有下颌升支增长，若行L形截骨，水平截骨线较低，耳屏前切口进路操作较困难，必要时可以附加下颌下切口 。

（3）伴有下颌升支及体部增长，下颌牙及颏中线偏移明显，>0.5cm者必须同时矫正颌骨畸形，主要采用患侧升支垂直骨切开术。术前应做好X线片描绘测量、模型外科、制作𬌗板，经口内进路实施手术操作，截断下颌升支后，适当去除近心骨段下端，向患侧旋转后退远心骨段。部分病例需要搭配颏成形术、健侧下颌升支矢状劈开术等方可获取满意的面形及𬌗关系。

（4）除伴有下颌升支及体部增长外，还伴有同侧上颌骨、颧骨及颞骨增长，甚至有𬌗平面及眶平面倾斜者：由于伴有颧上颌骨等颅面骨的增大及𬌗平面的倾斜,因此应在下颌升支垂直骨切开术的基础上矫治颧上颌骨畸形及殆平面。殆平面倾斜者则施行 Le Fort Ⅰ型骨切开术,根据头影测量分析结果,在患侧牙根尖上方去除适量的骨质,摆正殆平面。

3. 术后正畸　目的是进一步排齐牙列和整平牙弓,关闭牙列间隙;并作牙位及殆位的精细调整,最终建立起稳定良好的殆关系,避免或减少术后复发。术后正畸治疗时间以骨组织基本愈合,颌骨关系处于相对稳定的时期开始,术后约 4~5 周即可开始正畸治疗。

【临床路径】

1. 临床表现及影像学检查确诊。

2. 定手术治疗方案。

3. 外科手术治疗。

第二十六节　髁突滑膜软骨瘤

【概述】

滑膜软骨瘤(synovial chondroma)来源于滑膜结缔组织,发生于关节、滑膜囊或腱鞘滑膜内的良性、结节性软骨化生,好发于大关节,如膝关节、肘关节、髋关节等,发生于颞下颌关节髁突的极为少见。

【诊断要点】

1. 临床表现

(1) 肿物生长缓慢。

(2) 关节肿胀、疼痛、杂音。

(3) 下颌运动受限。

2. 影像学检查

(1) X 线表现:关节间隙增宽,下颌髁突运动受限,颞骨关节面的不规则改变,病变区散在异常钙化,关节面和下颌髁突的骨质硬化等。

(2) CT:除显示 X 线所见外,还可详细显示病变区软组织肿胀的形态和范围,钙化的具体位置,颞骨关节面的异常改变和病变的颅内侵犯状况等。

3. 病理学检查　滑膜结缔组织中可见圆形透明软骨岛,软骨基质内可见不同程度的钙化游离小体,是颞下颌关节滑膜软骨瘤的典型病理特征。

4. 关节镜检查 能够清晰地观察到滑膜的变化及病变早期关节内尚未钙化的游离体,但作为一项有创性检查手段,并非是颞下颌关节疾病的首选诊断工具。

【鉴别诊断】

1. 常见鉴别诊断 包括骨软骨瘤、骨瘤、骨肉瘤、色素绒毛结节性滑膜炎、剥脱性骨软骨炎、滑膜囊肿、风湿性关节炎、结核性关节炎、关节囊内骨折、腮腺疾病、关节内紊乱等。

2. 关节内游离体的存在是髁突滑膜软骨瘤最具有特征性的影像学表现,但却不是其特有的表现。

【治疗原则】

手术切除为主

【治疗方法】

手术治疗以开放性手术为主,关节镜手术也具有一定的优势。手术方式包括彻底清除关节内的游离体,必要时切除受累的滑膜组织;髁突切除术;关节盘切除术等。对于具体的手术方案,应根据病变的组织病理学分期进行制订。

【临床路径】

1. 临床表现、影像学检查及病理检查确诊。

2. 制订手术方案。

3. 外科手术治疗。

第二十七节 关节内强直

【概述】

关节内强直(temporomandibular joint ankylosis)是由于一侧或两侧颞下颌关节内发生病变,最后造成关节内的纤维性或骨性粘连,简称关节强直,也有人称为真性关节强直。

【诊断要点】

1. 病史 有涉及颞下颌关节的外伤、感染或手术的病史。

2. 临床表现

(1) 进行性开口困难。

(2) 面下部发育畸形；严重者可致阻塞型呼吸睡眠暂停低通气综合征（obstructive sleep apnea hypopnea syndrome，OSAHS）。

(3) 𬌗关系紊乱，如果关节强直发病于成人或青春发育期以后，则面部和𬌗关系无明显畸形，仅有开口受限。

(4) 髁突活动减弱或消失。

3. 影像学检查

(1) 关节 X 线片：纤维性关节强直表现为关节正常解剖形态消失，关节间隙模糊且密度增高，关节窝及髁突密质骨有不规则破坏，临床上可有轻度开口运动；骨性关节强直表现为关节间隙消失，髁突和关节融合成很大的致密团块，呈骨球状。

(2) CT 及三维重建：判断粘连范围、部位及程度等。

【鉴别诊断】

1. 关节外强直　多有口腔溃烂、上下颌骨骨折史、烧伤以及放射治疗史，有颌间瘢痕，面下部发育畸形较轻，𬌗关系轻度错乱，X 线片中关节部正常，上颌与下颌支间间隙可以变窄，密度增高。

2. 咀嚼肌痉挛或挛缩　临床也可表现为张口受限，临床还有受累肌肉疼痛表现，被动开口度大于自然开口度，X 线检查关节结构无粘连。

3. 智齿冠周炎　临床一般以急性炎症形式出现，口腔局部检查可用探针触及未萌出或阻生的智齿牙冠存在，X 线检查可见双侧颞下颌关节结构无异常，并可见未全萌出或阻生的智齿。

【治疗原则】

一般采用外科手术治疗。

1. 极少数儿童早期的纤维性强直可试行局部理疗配合开口功能训练，如果半年治疗无效者，应进行手术治疗。其余不能完全开口患者均应行颞下颌关节假关节成形术。

2. 成年人纤维性关节强直开口度 2cm 以上，长期稳定无进行性加重，并无明显功能障碍，而患者不要求手术者，可以不手术。

3. 儿童时期发生关节强直者，也应早期手术以利于尽早恢复咀嚼功能及下颌及面部的生长发育。

【治疗方法】

髁突切除术适用于纤维性强直的病例；颞下颌关节成形术适用于骨性强

直的病例。

1. 颞下颌关节成形术截骨的位置应尽可能在下颌支的高位,以便恢复较好的功能。

2. 双侧关节强直最好一次完成,以便术后能及时进行开口功能训练。术中应先作困难的一侧。

3. 术后开口功能训练　关节强直行假关节成形术术后 10 天可进行张口训练。关节成形术同时行植骨或下颌前移术者应推迟至 2 周后。一般在术后头 1~3 个月内应日夜作开口功能训练,以后可改为日间训练。训练的方式以自动和被动开口功能结合训练为佳。开口器应放在磨牙区左右交替训练。对于成人患者,张口训练时间一般至少在 6 个月以上。对于儿童患者,应坚持至成年。

【临床路径】

1. 病史、临床表现及影像学检查确诊。

2. 制订手术计划。

3. 行外科手术治疗,主要有髁突切除术和颞下颌关节成形术。

4. 术后开口功能训练。

第二十八节　关节外强直

【概述】

关节外强直是指颞下颌关节的病变发生在关节外上下颌间皮肤、黏膜或深层组织,又称为颌间挛缩,也有人称假性关节强直(pseudo-ankylosis)。目前常见的病因是损伤、口腔内手术创面处理不当、鼻咽部以及颞下窝肿物放疗后等造成的关节外瘢痕。

【诊断要点】

1. 病史　面颊部有外伤、感染、放疗或手术史。

2. 临床表现

(1) 进行性开口困难。

(2) 面下部发育畸形及咬合关系紊乱较关节内强直为轻。

(3) 口腔或颌面部瘢痕挛缩或缺损畸形。

（4）髁突活动减弱或消失。

3. 影像学检查

（1）关节 X 线片：许勒位片上，髁突、关节窝和关节间隙清楚可见。下颌骨或颧骨后前位片上，有些病例可见到上颌与下颌支之间的颌间间隙变窄，密度增高。有时可见大小不等的骨化灶，甚至上下颌骨之间或下颌与颧骨、颧弓之间形成骨性连接。

（2）CBCT 或螺旋 CT：了解关节形态及上下颌骨质情况等。

【鉴别诊断】

1. 关节内强直　有化脓性炎症病史，损伤史等病史，无颌间瘢痕，面下部发育严重畸形，𬌗关系严重错乱，X 线片显示为关节间隙消失，关节部融合呈骨球状（纤维性强直的关节间隙存在但模糊）。

2. 咀嚼肌痉挛或挛缩　临床也可表现为张口受限，临床还有受累肌肉疼痛表现，被动开口度大于自然开口度，X 线检查关节结构无粘连。

【治疗原则】

一般采用外科手术治疗。如果颌间挛缩的瘢痕范围较小，可用断层游离皮片移植。如果挛缩的瘢痕范围较大或并有唇颊组织缺损畸形，应采用额瓣或游离皮瓣移植修复。

【治疗方法】

颌间瘢痕区较局限时可采取口腔内切开和切除瘢痕，取中厚皮片游离移植消灭创面。

1. 颌间瘢痕已波及上颌结节和喙突区或整个上下颌之间，此时宜从下颌下缘切开，行口内外贯通手术，显露下颌支和冠突外侧面，切除冠突和下颌支前缘部分骨质。

2. 由此进入上颌与下颌之间的瘢痕粘连区，切开和切除深部瘢痕。

3. 然后根据不同情况选用额瓣或带血管蒂的皮瓣移植，消灭因切开和切除瘢痕遗留的创面。

【临床路径】

1. 病史、临床表现及影像学检查确诊。

2. 制订手术计划。

3. 实施手术切断和切除颌间挛缩的瘢痕、凿开颌间粘连的骨质，以恢复开口度。

4. 术后开口功能训练。

第二十九节　关节强直继发颌骨畸形

【概述】

颞下颌关节强直继发颌骨畸形,是指患者在出生后的生长发育期,因颌面创伤或感染等引起颞下颌关节强直,并影响到颌骨的生长发育而导致的颌骨畸形。

【诊断要点】

1. 病史　面颊部有外伤、感染、放疗或手术史。

2. 临床表现

(1) 张口困难;

(2) 髁突活动度减小或消失;

(3) 𬌗关系错乱;

(4) 面下部发育畸形;

(5) 阻塞型睡眠呼吸暂停低通气综合征(OSAHS)。

3. 影像学检查

(1) 关节 X 线片:许勒位片上,髁突、关节窝和关节间隙清楚可见。下颌骨或颧骨后前位片上,有些病例可见到上颌与下颌支之间的颌间间隙变窄,密度增高。有时可见大小不等的骨化灶,甚至上下颌骨之间或下颌与颧骨、颧弓之间形成骨性连接。

(2) CBCT 或螺旋 CT:了解关节形态、咬合关系、气道情况及上下颌骨质情况等。

【鉴别诊断】

与先天性的颌骨畸形鉴别,先天性的颌骨畸形临床也可表现为颌骨畸形,但有显著的遗传特征,多无关节强直表现。

【治疗原则】

形态与功能兼顾,全方位考虑和处理患者同时存在的牙颌面发育畸形以及由此造成的睡眠呼吸障碍等问题。

【治疗方法】

1. 儿童及尚处于生长发育期的患者应先行假关节成形术,同时可利用关节重建改善或减轻患儿牙颌面畸形。

2. 可以采取同期矫治,为关节手术和正颌手术同期进行的方式或分期矫治,即先行关节手术再行正颌手术的方式进行矫治颞下颌关节强直继发牙颌面畸形的患者。

3. 患者常伴发 OSAHS。术前应充分了解并掌握患者的心、肺及呼吸状况,并与呼吸内科会诊,对能否耐受手术进行全面评估,手术时应准备好各种应急措施。

4. 颞下颌关节强直患者,行假关节成形术后主张早期即进行张口训练,以避免强直复发。

5. 牵张成骨可以在儿童期早期施术,通过设计合适的牵张装置同期进行颞下颌关节重建以及牙颌面畸形的矫治。

【临床路径】

1. 病史、临床表现及影像学检查确诊。

2. 制订手术计划,总体来说可分为同期和分期治疗。

3. 按既定的治疗方案进行关节、颌骨、咬合的矫治。

第三十节　器质性颞下颌关节紊乱病

【概述】

器质性颞下颌关节紊乱病为颞下颌关节紊乱病(temporomandibular joint disorder syndrome)的晚期阶段,主要包括骨关节病和颞下颌关节盘穿孔、破裂,其中骨关节病又有原发性骨关节病和继发性骨关节病两种类型。

【诊断要点】

1. 原发性骨关节病诊断要点

(1) 临床特点

1) 无可以证实的病因学因素;无先天性、创伤性、感染性关节疾病;无活动性、炎性关节病的证据。

2) 疼痛随关节功能活动增多而加重。

3) 触诊时关节有压痛点。

4) 典型 X 线改变:关节间隙狭窄;关节结节、关节窝硬化并变得浅平宽大,典型者呈鸭舌帽型;髁突骨质硬化、破坏、囊样变及骨赘等。

5)全身其他典型部位关节(如髋、膝、腰椎、末端指/趾关节等)同时存在典型的退行性改变。

(2)可伴随的症状

1)关节运动受限,开口或前伸运动时,下颌骨向患侧偏斜。

2)关节运动时,关节内有摩擦音或其他杂音。

3)关节造影可发现有关节盘移位、穿孔等。

2. 继发性骨关节病诊断要点

(1)临床特点

1)存在清楚的、可以证实的与骨关节病发生有关的疾病或情况。

2)存在随功能活动而加重的关节疼痛。

3)触诊时关节有压痛点。

4)关节骨性结构退行性改变的 X 线征象:髁突硬化、破坏、囊性变、骨质增生、磨平变短、关节间隙狭窄、关节窝硬化及变扁平宽大等。

(2)可伴随的症状

1)关节运动受限,开口或前伸运动时,下颌骨向患侧偏斜。

2)关节内摩擦音或多种关节杂音。

3)关节造影检查可发现有关节盘移位或穿孔等。

3. 关节盘穿孔、破裂诊断要点

(1)临床特点

1)开闭口、前伸、侧方运动的任何阶段有多声破碎音。

2)开口型歪曲。

3)关节区疼痛。

4)还常伴有关节滑膜炎的临床症状。

(2)影像学表现:X 线片、关节造影和 MRI 检查可见关节盘穿孔、破裂,常见部位为关节盘双板区。

4. 对骨关节病伴关节盘穿孔、破裂的患者,其诊断要点为两型的综合。

【鉴别诊断】

关节炎症性疾病:指由各种原因造成的过大开口或外伤,引起滑膜或关节囊的急性炎症,也可由殆创伤因素等引起滑膜或关节囊的慢性炎症。X 线片、关节造影和 MRI 检查可鉴别尚无关节骨、软骨和关节盘的退行性改变。

【治疗原则】

遵循合乎程序的以保守治疗为主的综合治疗。

【治疗方法】

1. 保守治疗

（1）服用药物治疗，包括服用镇静类及消炎镇痛类药物等。

（2）骨关节病伴有咀嚼肌痉挛者，可应用肌松弛药物、热敷、理疗及开口训练等以减轻肌肉与关节疼痛。

（3）可应用𬌗垫治疗以及关节腔内注射泼尼松龙或透明质酸钠治疗等。

2. 关节盘摘除术 关节盘穿孔经保守治疗无效，而又有明显症状和功能障碍者可行手术。穿孔小的可以修复。穿孔过大无法修复或关节盘本体部穿孔、破裂者，可以摘除。

3. 髁突高位切除术 颞下颌关节紊乱病骨关节病类，经保守治疗无效而又有明显症状和功能障碍者，可采用髁突高位切除术。

4. 对骨关节病伴关节盘穿孔、破裂的患者，其治疗方法为两型的综合。

【临床路径】

1. 病史、临床表现及影像学检查确诊。

2. 保守治疗。

3. 手术治疗（主要有关节盘摘除术和髁突高位切除术）。

（祝颂松 毕瑞野）

第三十一节 急性颞下颌关节前脱位

【概述】

急性颞下颌关节前脱位（acute forward dislocation of the temporomandibular joint）是指因外力、大张口等原因导致下颌骨髁突滑出关节窝以外，超越了关节前结节的正常限度，以至于不能自行复回原位；可分为单侧脱位和双侧脱位，其中外力所致脱位可伴有下颌骨骨折。

【诊断要点】

1. 病史 外力撞击或大张口后，突然出现持续张口、无法闭口的状态，多出现在打哈欠、唱歌、咬大块食物、呕吐时，也可出现在全麻插管、口腔科治疗等需要大张口的医疗操作时。

2. 临床表现

(1) 下颌运动异常,患者呈开口状,不能闭口,唾液外流,语言不清。

(2) 单侧脱位表现为下颌向健侧偏斜,患侧颊部变平、面型变长。

(3) 双侧脱位表现为下颌前伸、面型变长。

3. 影像学检查　全景片或 CT 扫描可见关节窝空虚,下颌骨髁突位于关节结节前上方。

【鉴别诊断】

1. 下颌骨髁突肿瘤或肥大　下颌向健侧偏斜,患侧颊部变平、面型变长等临床表现与单侧颞下颌关节脱位相似,但发展缓慢、病史较长、可因机体代偿出现咬合平面偏斜。

2. 下颌骨髁突骨折　有明确的外伤病史,髁突颈部压痛明显,单侧髁突骨折后下颌中线向患侧偏斜,X 线片或 CT 扫描可证实骨折。

【治疗原则】

尽早复位

【治疗方法】

1. 手法复位　急性颞下颌关节前脱位的治疗,首选手法复位术。施术者分散患者注意力,突然施力使嵌顿在关节结节前方的髁突下降,绕过关节前结节,后退回复到关节凹内。双侧颞下颌关节脱位患者,若双侧同时复位有困难,可先复位一侧后,再复位另一侧。

2. 手术复位　颞下颌关节前脱位患者,多次尝试手法复位均不成功时,可采取手术方法将髁突撬动复位;但在手术之前,应在全身麻醉、肌肉松弛药物作用下,再次尝试手法复位,手术复位是最后考虑的选择。

3. 限制下颌运动　颞下颌关节复位后,为了使被过度牵拉受损的韧带、关节盘、关节囊得到恢复,需在复位后固定下颌 20 天左右,限制开口运动,最大开口度不超过 1cm。复位后的 1~2 周内宜进食流质,避免咀嚼硬物。

【临床路径】

1. 临床表现及影像学检查确诊。

2. 尽早复位。

3. 复位后限制张口。

第三十二节　复发性颞下颌关节前脱位

【概述】

复发性颞下颌关节前脱位（recurrent forward dislocation of the temporomandibular joint）是指颞下颌关节脱位反复发作，又称"习惯性"脱位，多因急性颞下颌关节脱位后未予以适当治疗或复位后未制动、增龄性变化、肌张力异常，造成关节韧带、关节囊松弛所致。

【诊断要点】

1. 病史　发生或多次发生过颞下颌关节前脱位，再次因打哈欠、大笑、大张口等原因而出现与既往表现相似的持续张口、无法闭口的状态。

2. 临床表现

（1）下颌运动异常，患者呈开口状，不能闭口，唾液外流，语言不清。

（2）单侧脱位表现为下颌向健侧偏斜，患侧颊部变平、面型变长。

（3）双侧脱位表现为下颌前伸、面型变长。

3. 影像学检查　全景片或 CT 扫描可见关节窝空虚，下颌骨髁突位于关节结节前上方。

【鉴别诊断】

1. 下颌骨髁突肿瘤或肥大　下颌向健侧偏斜，患侧颊部变平、面型变长等临床表现与单侧颞下颌关节脱位相似，但发展缓慢、病史较长、可因机体代偿出现咬合平面偏斜。

2. 下颌骨髁突骨折　有明确的外伤病史，髁突颈部压痛明显，单侧髁突骨折后下颌中线向患侧偏斜，X 线片或 CT 扫描可证实骨折。

3. 急性颞下颌关节前脱位　多为首次发生颞下颌关节前脱位，没有反复发作的病史。

【治疗原则】

尽早复位，积极治疗，防止复发。

【治疗方法】

复发性颞下颌关节前脱位，多可采用手法轻松复位。因患者咀嚼肌张力失去平衡，关节囊及关节韧带松弛，应配合采用硬化剂注射或关节结节增高术、关节囊紧缩术、关节结节降低术等治疗。

【临床路径】

1. 病史、临床表现及影像学检查确诊。

2. 尽早复位，积极对因治疗，防止复发。

第三十三节　陈旧性颞下颌关节前脱位

【概述】

陈旧性颞下颌关节前脱位（old forward dislocation of the temporomandibular joint）是指急性或复发性颞下颌关节前脱位后，经过数周尚未复位，下颌可做一定程度的开闭口运动，较少见。

【诊断要点】

1. 病史　因打哈欠、大笑、大张口等原因出现持续张口、无法闭口的状态，经过数周仍未能得到及时治疗或治疗不成功。

2. 临床表现

（1）下颌运动异常，患者呈开口状，不能完全闭口，可有一定程度的张闭口运动。

（2）单侧脱位表现为下颌向健侧偏斜，患侧颊部变平、面型变长。

（3）双侧脱位表现为下颌前伸、面型变长。

3. 影像学检查　全景片或 CT 扫描可见关节窝空虚，下颌骨髁突位于关节结节前上方。

【鉴别诊断】

1. 下颌骨髁突肿瘤或肥大　下颌向健侧偏斜，患侧颊部变平、面型变长等临床表现与单侧颞下颌关节脱位相似，但发展缓慢、病史较长、可因机体代偿出现咬合平面偏斜。

2. 下颌骨髁突骨折　有明确的外伤病史，髁突颈部压痛明显，单侧髁突骨折后下颌中线向患侧偏斜，X 线片或 CT 扫描可证实骨折。

3. 急性或复发性颞下颌关节前脱位　颞下颌关节前脱位发生后时间较短，多不超过 3 天；若病史超过数周，则为陈旧性颞下颌关节脱位。

【治疗原则】

尽早复位，必要时手术复位，防止复发。

【治疗方法】

陈旧性颞下颌关节前脱位患者,由于髁突长期脱位于关节结节前上方,关节局部组织出现不同程度的损伤和结缔组织增生,关节窝被周围组织占据,相应的咀嚼肌群也发生不同程度痉挛,造成手法复位较困难,其治疗一般以手术复位为主,但不应该放弃手法复位的努力。手术治疗时,可在全麻下给予肌肉松弛药物,先行手法复位,如失败再进行手术复位。手术可选耳前切口,显露髁突后,用骨膜分离器插在脱位的髁突和颧弓之间,用力反复撬动,使髁突回到关节窝内,必要时适当向后剥离关节窝内增生的组织,为髁突复位留出空间;术后配合颌间牵引,逐渐恢复正常的咬合关系。复位后下颌制动 20 天左右。

【临床路径】

1. 病史、临床表现及影像学检查确诊。

2. 尽早复位,不放弃手法复位,必要时手术复位。

3. 复位后制动下颌,防止复发。

(李运峰)

第六章

正颌及关节外科手术操作常规

第一节　上颌前部骨切开术

【概述】

上颌前部骨切开术(anterior maxillary osteotomy，AMO)是通过上颌骨前份的骨切开，形成包括前鼻棘和前部骨性鼻底在内的双侧尖牙间的牙骨段，多采用后退或上移来移动骨块达到矫治上颌前牙及牙槽骨畸形的目的。

【适应证】

1. 主要用于矫治 Angle Ⅰ类𬌗的上颌前牙及牙槽骨前突畸形。

2. 配合下颌前牙根尖下骨切开术矫治双颌前突及某些轻度开𬌗畸形。

【禁忌证】

1. 全身情况不能耐受全麻手术者。

2. 因疾病、药物导致的骨代谢严重降低，前部骨切开后骨块愈合不良风险较大患者(相对禁忌证)。

【术前准备】

1. 按全麻术前准备。

2. 完成正颌手术前的 X 线头影测量、治疗设计、效果预测，以及模型外科模拟手术等常规准备。

3. 上颌前部骨切开术需要在术前及术中拔除两侧第一前磨牙(偶尔拔除第二前磨牙)，为后退前部牙骨段提供间隙。

4. 按设计术式制备好牙𬌗导板及骨切开复位后的骨段固定装置。

【手术步骤】

1. 经唇侧入路术式

（1）麻醉：经鼻腔气管内插管全身麻醉。

（2）体位：仰卧，头略后仰，枕以头圈固位。

（3）软组织切口

1）切开前先拆除上颌牙列的固定唇弓。

2）从一侧第二前磨牙远中至另一侧第二前磨牙远中，在上颌唇颊侧前庭沟黏膜转折处上方5~6mm作水平切口。

3）在上颌口腔前庭沟底上方至唇颊侧黏膜起自同侧上颌第一磨牙近中处，沿唇颊沟走行方向，直至对侧相应部，用手术刀或电刀作黏膜切口深达骨面。

（4）剥离显露

1）经切口沿骨面向上剥离黏骨膜，显露上颌骨前壁、前鼻棘、梨状孔边缘及骨性鼻底。

2）在前磨牙无牙区自骨面分离其颊侧黏骨膜。

（5）骨切开

1）根据截骨区牙根位置用小球钻标出垂直截骨界限。

2）在尖牙根尖上方至少5mm处转向前切至梨状孔边缘，用裂钻或骨锯将标记好的骨孔连接在一起，形成2条几乎平行的骨切开线。

3）在对侧以同样方法施术。

4）两侧垂直骨切开完成后，用鼻中隔凿从前鼻棘处向后凿断鼻中隔软骨连接。将腭骨水平板完全横行切开。

（6）折断下降：用宽骨刀插入两侧骨切开间隙内向前撬动，然后用手指将上颌前部骨块向下摇动。根据术前模型外科确定的骨质截除位置和范围，用球钻或咬骨钳去骨修整。

（7）骨块就位与固定

1）将前颌骨段移动至术前设计位，检查是否完全吻合。

2）如果要上移前部骨块，可适当修整鼻中隔软骨，以免在前颌骨上移复位后引起鼻中隔偏移。

3）如果前牙弓向后就位后与后牙弓宽度不调，可以将前颌骨块从中间劈开，使前后两段牙弓的宽度保持协调，并增加截骨断面的接触面积。

4）戴入牙𬌗导板使用橡皮圈或钢丝对骨块及𬌗板进行颌间固定。最后选用微型钛板及螺钉在两侧梨状孔边缘行坚固内固定。

（8）缝合伤口

1) 将鼻中隔软骨复位并与前鼻棘缝合固定在一起。

2) 黏膜水平切口的唇系带处行 V-Y 缝合。

3) 采用连续或间断的方式缝合软组织切口,软组织切口放置橡皮引流条。手术结束时需行面部加压包扎。

2. 经腭侧入路术式

(1) 麻醉、体位、切口及术区剥离显露同本节经唇侧入路术式。

(2) 骨切开

1) 首先行垂直骨切开:

① 在前磨牙区颊侧作垂直黏骨膜切口,剥离暴露骨切开区,在切口上端的骨膜下,向前上方潜行剥离直达梨状孔外下缘。

② 从牙槽突的下缘垂直向上,在尖牙根尖上 5mm 转向前上方至梨状孔边缘,用裂钻或骨锯行作平行的两条骨切开线,截除两条骨切开线之间的骨质。

③ 依同法完成对侧垂直骨切开。

2) 腭部横行骨切开:

① 在两侧垂直黏骨膜切口前方下端,作横跨腭侧黏膜的弓形软组织切口。

② 用裂钻或骨锯参照两侧垂直骨切口横行切开上颌腭部骨板。

③ 根据前颌骨块后退距离去除相应的骨组织。

(3) 折断下降:在完成骨切开后,以手指用力将上颌前部骨段向前上方掰动,断离残存的鼻中隔骨性连接,咬去被移动骨块上的骨性干扰和软骨性鼻中隔。修整切骨边缘,用预制的𬌗板引导前部骨段就位于所要求的位置。

(4) 骨块就位与固定:𬌗板加颌间栓丝固定。在梨状孔边缘用钛板与螺钉行坚固内固定。

(5) 缝合:缝合方法同本节经唇侧入路术式。

【注意事项】

1. 手术当日禁食。

2. 一般术后疼痛不严重,多数患者可耐受。必要时可以使用止痛药或镇痛泵。

3. 手术当日和术后 1~3 天冰敷手术部位以减轻肿胀。

4. 手术当日和术后 1~3 天使用地塞米松减轻术后肿胀。

5. 每日用含氯己定或艾力克的漱口液定时清洗口腔。

6. 每日用生理盐水行口腔冲洗 2~3 次。

7. 术后次日开始可用代金氏管进流食,进食后清洁口腔。

8. 酌情通过静脉给予抗生素预防感染。

9. 留置的引流条引流应在术后第 2~3 天拔出。

10. 术后第 7~8 天拆除口内缝线(选用可吸收缝线者可不用拆线)。

11. 从术后第 3 天开始辅以 2 周左右的颌间牵引固定有利于颌间肌肉系统适应新的上颌前份位置。需注意上颌前牙截骨区不能受到垂直方向及侧方的颌间牵引力,以免骨块移位。颌间牵引术后咬合关系良好者可以不行颌间结扎固定。

12. 拆除颌间牵引固定后开始张口训练,随后开始术后正畸治疗。

第二节 上颌后部骨切开术

【概述】

上颌后部骨切开术(posterior maxillary osteotomy,PMO),最早手术是分两期完成的。后来学者对此术式进行一些改进,一期完成手术并增加了手术的安全性和适应证。本节只介绍目前临床上应用最多的颊侧入路式式。

【适应证】

1. 上颌后部牙槽突过长所致的前牙开𬌗畸形。

2. 由于下颌后牙长期缺失导致上颌对𬌗牙伸长。

3. 上颌后部横向发育不足或发育过度所致咬合关系失调,如后牙反𬌗或锁𬌗。

4. 后退上颌后部牙槽以使阻生的尖牙或前磨牙萌出。

5. 下降上颌后部骨段关闭后牙开𬌗。

【禁忌证】

1. 全身情况不能耐受全麻手术者。

2. 因疾病、药物导致的骨代谢严重降低,前部骨切开后骨块愈合不良风险较大患者(相对禁忌证)。

【术前准备】

1. 按全麻术前准备。

2. 完成正颌手术前的 X 线头影测量、治疗设计、效果预测,以及模型外科模拟手术等常规准备。

3. 完成术前正畸治疗。

4. 按设计术式制备好牙𬌗导板及骨切开复位后的骨段固定装置。

【手术步骤】

1. 麻醉及体位　同第六章"第一节 上颌前部骨切开术"。

2. 软组织切口　在上颌尖牙至第二磨牙的颊侧前庭沟黏膜转折处上5mm作水平切口,在骨膜下向上剥离黏骨膜显露上颌骨前外侧壁,向后剥离暴露上颌骨后壁和上颌结节。

3. 骨切开

(1) 用矢状锯在预期移动的后牙根尖上5mm作上颌骨颊侧水平骨切口,若需要降低上颌后部牙槽高度,则作2个平行的骨切口,截除2条平行骨切口之间的骨质。

(2) 颊侧水平骨切口后方应延伸至翼上颌连接处。

(3) 前部垂直骨切口应根据拟移动的牙骨段位置决定;如果采用凿断翼上颌连接的方式分离上颌后份骨连接,不需要作后部垂直骨切口。

(4) 需后退牙骨段时可考虑从上颌结节处作后部垂直骨切口。

4. 凿开翼上颌连接　此步骤与Le Fort Ⅰ型骨切开术相同(详见第六章"第三节 Le Fort Ⅰ型骨切开术")。如果有第三磨牙,亦可拔除第三磨牙后在牙槽窝位置用摆动锯做垂直骨切开。

5. 凿开腭侧骨板

(1) 用手指向下压切开后的牙骨段,使腭板弯曲,逐渐加大力度,可见颊侧骨切口扩大。

(2) 用弯骨刀从颊侧水平骨切口伸入上颌窦内,小心凿断腭侧骨板。

(3) 对腭板低平者,可先凿开鼻腔侧壁骨板,经鼻腔用弯骨刀凿开腭侧骨板。

6. 骨块就位与固定

(1) 当拟移动的牙骨块四周的所有骨性连接被切开后,用手指将切开的牙骨段折断下降。

(2) 用球钻或咬骨钳去除可能骨干扰。

(3) 用手指反复摇动骨块使其充分松解后,再戴入牙𬌗导板使上颌后部牙骨段按术前设计就位。

(4) 用固定唇弓将上颌前后段牙列固定在一起。骨间可用微型钛板行坚固内固定,亦可用钢丝进行结扎固定。

（5）对下降上颌后部牙骨段的病例,可在遗留的间隙内植骨。

7. 缝合伤口　同第六章"第一节 上颌前部骨切开术"。

【注意事项】

同"第六章第一节上颌前部骨切开术"。

第三节　Le Fort Ⅰ型骨切开术

【概述】

Le Fort Ⅰ型骨切开术（Le Fort Ⅰ osteotomy）基本上是按照上颌骨 Le Fort 骨折分类的Ⅰ型骨折线的走向和部位切开上颌骨各壁,同保留腭侧黏骨膜软组织蒂,使离断的上颌骨段能够三维方向移动,以矫治不同类型的上颌骨畸形。

【适应证】

1. 上颌骨矢状向、垂直向上的发育不足及发育过度。

2. 上颌牙弓缩窄或过宽。

3. 颜面不对称畸形。

4. 与其他手术配合,矫治复杂的,特别是同时累及上下颌骨的发育性和继发性牙颌面畸形。

【禁忌证】

1. 全身情况不能耐受全麻手术者。

2. 上颌窦严重感染者（相对禁忌证）。

3. 因疾病、药物导致的骨代谢严重降低,骨切开后骨断端愈合不良风险较大患者（相对禁忌证）。

【术前准备】

同第六章"第二节 上颌后部骨切开术"。

【手术步骤】

1. 麻醉　经鼻腔气管内插管全身麻醉。低压控制麻醉,血压维持在(90/70mmHg)左右。

2. 体位　仰卧,头高脚低（约 10°倾角）。

3. 软组织切口

(1) 使用含肾上腺素利多卡因局麻药物减少术区刺激及出血。

(2) 软组织切口设计在唇颊沟与前庭沟黏膜转折处向上 5~6mm 处。自一侧颧牙槽嵴后方(第二磨牙根尖)向前越过中线,止于对侧颧牙槽嵴后方。

(3) 先用手术刀切开黏膜,再用电刀逐层切开黏膜下组织和肌肉直达上颌骨面。

4. 剥离显露　切开黏骨膜后,用骨膜剥离器在骨膜下剥离术区软组织。

(1) 向上剥离显露上颌骨前外侧壁及梨状孔边缘,至眶下孔下方。

(2) 向后过颧牙槽嵴,并沿上颌结节的弧形骨面潜行剥离直达翼上颌连接处。

(3) 剥离双侧鼻底黏骨膜。

(4) 软组织切口下方黏骨膜原则上不进行剥离,以免影响血供。

5. 骨切开

(1) 标记骨切开线

1) 标记水平骨切开线:前部切骨线应位于尖牙根尖上至少 5mm,后部骨切开线距第一磨牙根尖至少 5mm,与𬌗平面的距离约为 25mm。

2) 水平骨切开线位置确定后,在左右上颌尖牙上方上颌骨前外侧壁和颧牙槽嵴处分别作 1 条跨越水平骨切开线的垂直向浅沟,作为测量上颌骨移动的对位标记线。

(2) 水平骨切开

1) 暴露颧牙槽嵴区后,用往复锯自颧牙槽嵴后方上颌结节处开始,锯开上颌骨前外侧壁至梨状孔边缘。

2) 用薄骨刀沿标记好的骨切开线轻敲骨刀从前向后逐渐切开鼻腔外侧骨壁。当骨刀到达腭骨垂直板时可暂时停止凿入。

3) 再用小骨刀从已被切开的上颌骨外侧骨间隙中插入,向内切开上颌窦后壁。

4) 当一侧上颌骨水平骨切开完成后,按同法于对侧上颌骨施术。

(3) 分离鼻中隔:用专用的 U 形鼻中隔骨凿,自上颌前鼻棘处向后将鼻中隔软骨及犁骨与上颌骨分离。

(4) 离断翼上颌连接:用一把弯骨刀,紧贴上颌结节后份骨面,刀刃略斜向下插入翼上颌缝处。将另一只手的示指放在翼上颌连接对应的腭黏膜处。助手轻敲骨刀,手指在腭黏膜处感觉到凿刃时即停止。依同法凿开另一侧的翼上颌连接。

6. 折断下降

(1) 用手指按住前鼻棘两侧下方的前部牙槽突,用力向下压上颌骨段,完全离断其各壁之骨性连接。折断降下上颌骨的同时用骨膜剥离器向后分离鼻底黏膜。

(2) 上颌骨折断降下后,对创腔内活跃出血点用止血钳夹住电凝或结扎。

(3) 在上颌骨后方插入两个上颌骨专用牵开器,向前牵拉松动上颌骨。也可用两把上颌骨专用钳分别把持住硬腭鼻腔面与口腔面,向下向前游离松动上颌骨。

7. 鼻中隔及下鼻甲的处理

(1) 若需要上移上颌骨,鼻中隔处应去除足够的软骨,以防上颌骨就位后鼻中隔发生弯曲。

(2) 前鼻棘对鼻尖有支持作用,除非很有必要,一般不要切除。

(3) 如果下鼻甲肥大影响到上颌骨就位,可对下鼻甲进行修整。

8. 分块骨切开　术前正畸治疗条件不足或者患者畸形特殊时仍需对上颌骨进行分块切开拼对。临床上有时需要在尖牙与前磨牙之间进行水平骨切开,使上颌骨分为前后两段,必要时将前段上颌的腭中缝再垂直切开,使上颌分为三段进行拼对。

9. 骨段的就位

(1) 取出骨刺和突起后移动已切开的上颌骨段,使之能牵引至设计的矫正位置。戴入牙拾导板与下颌牙列咬合面吻合后,用橡皮圈或钢丝暂行颌间固定。

(2) 用双手使拴结在一起的上下颌复合体就位。在移动复合体的同时感受关节位置,确保关节无明显移位。

10. 固定　上颌骨就位后多采用微型钛板加螺钉进行坚固内固定。固定的位置可选在梨状孔边缘及颧牙槽嵴等骨质较厚的部位。

11. 植骨

(1) 对前徙上颌超过 6mm 的病例,需要在前徙后遗留于上颌后壁与翼突之间的间隙内植入相应大小的自体骨。

(2) 若需下移上颌矫正上颌垂直向发育不足,则应在上颌下降后遗留的上端间隙中植骨。

(3) 对面中份凹陷较严重的患者,也可在上颌骨前壁进行贴附式植骨以改善外形。

12. 缝合伤口

(1) 若鼻底黏膜有裂口，用可吸收缝线严密关闭。

(2) 先在前鼻棘处用细裂钻横向钻一个小孔，用缝线通过此孔将鼻中隔软骨前端与前鼻棘固定在一起。

(3) Le Fort Ⅰ型骨切开术后需要在关闭黏骨膜切口前进行鼻翼基底的复位缝合。通过两侧鼻翼基底组织、中间穿过前鼻棘钻的小孔用缝线作环形缝合，防止术后鼻翼扁平。

(4) 水平黏骨膜切口常规行 V-Y 缝合，以保持上唇的长度及防止唇红内翻。

(5) 缝合时术区置橡皮引流条充分引流缓解术后肿胀，术毕解除颌间结扎固定，吸尽口咽腔积血及分泌物。

【注意事项】

1. 应从术后第 3 天开始辅以 2 周左右的颌间牵引固定，有利于颌间肌肉系统适应新的上、下颌牙列关系。

2. 其余注意事项同第六章"第一节 上颌前部骨切开术"。

第四节　Le Fort Ⅱ型骨切开术

【概述】

Le Fort Ⅱ 型骨切开术（Le Fort Ⅱ osteotomy）由 Henderson 和 Jackson 在 1973 年进行了较详细介绍，其骨切开线走向与上颌 Le Fort Ⅱ型骨折线走向基本相同，主要用于矫正鼻 - 上颌发育不足。

【适应证】

上颌发育不足的安氏Ⅲ类错𬌗畸形，同时伴有鼻眶区发育不足。

【禁忌证】

1. 全身情况不能耐受全麻手术者。

2. 因疾病、药物导致的骨代谢严重降低，骨切开后骨断端愈合不良风险较大患者（相对禁忌证）。

3. 鼻突度正常、鼻梁发育良好而颧上颌区发育不足的患者不应选用经典

Le Fort Ⅱ型骨切开术,否则会使整个鼻部迁徙而使得鼻突度过大,影响美观。

【术前准备】

术前准备同第六章"第二节 上颌后部骨切开术"。

【手术步骤】

1. 麻醉、体位同第六章"第三节 Le Fort Ⅰ型骨切开术"。

2. 软组织切口

(1) 手术入路一般采用鼻旁切口。

(2) 另外一种是经头皮冠状切口入路。采用头皮冠状切口者,一般需要在下睑作附加切口以方便显露眶下缘。

3. 骨切开

(1) 在筛板及鼻额缝的下方,经鼻骨根部做横行的骨切开。

(2) 挑起两侧内眦韧带,并把每侧的泪器推向前方后,将水平骨切开线两端分别向后切开眶内侧缘延伸至筛骨纸板。越过泪沟,在鼻泪管的后方,后泪嵴的位置转向下方垂直切开眶内壁。

(3) 用细裂钻或骨锯继续向下经眶下裂内侧向前切开眶底至眶下缘,在泪囊窝与眶下孔之间切开眶下缘进入上颌骨的前壁。

(4) 转由口内途径进行手术操作。分别在两侧前庭沟上方作黏骨膜切口,显露出上颌骨前外侧壁。

(5) 将上颌骨前壁的垂直骨切口向下延至上颌尖牙根尖上 5mm 的位置再转为水平骨切开,向后切至翼上颌连接部。用弯骨凿分离翼上颌连接,操作要点同第六章"第三节 Le Fort Ⅰ型骨切开术"。

(6) 用薄型骨刀,自鼻额缝下方的水平骨切口插入,凿开犁骨及鼻中隔与颅底的骨性连接。

4. 骨段移动与固位　当所有的骨性连接切开后,分别用多把骨刀逐渐松动鼻 - 上颌复合体。然后用两把 Tessier 上颌牵引器置于两侧上颌结节的后方,向前牵引鼻 - 上颌复合体至预定位置。戴入定位骀板,使其按术前设计完全就位。如果前徙的距离大于 5mm,一般需要在鼻根部、眶下缘及翼上颌连接处植骨。

5. 内眦韧带的复位缝合　用不可吸收缝线行内眦韧带复位缝合(用于鼻旁切口)。

6. 缝合伤口　口外伤口常规对位缝合,口内缝合伤口同第六章"第三节 Le Fort Ⅰ型骨切开术"。

【注意事项】

1. 手术当日禁食。

2. 对瘢痕体质患者不要选择鼻旁切口,而改用经头皮冠状切口入路。

3. 术后使用止痛药或镇痛泵镇痛。

4. 患者眶部术后多出现瘀斑及结膜水肿,通常会在短期内消失。部分患者在术后 48 小时内会出现轻度复视,多系手术损伤眶骨膜及术后水肿引起的球外肌肉的痉挛所致,一般在短期内恢复。

5. 部分患者术后 1 周内出现流泪现象,多系由鼻泪管水肿引起,必要时可请眼科会诊;若在手术中不慎损伤鼻泪管,可行鼻泪管重建术。

6. 上颌手术术后难以加压包扎,常有明显的术区肿胀,手术当日和术后 1~3 天可冰敷手术部位减轻肿胀。

7. 手术当日和术后 1~3 天可使用地塞米松减轻术后肿胀。

8. 每日用含氯己定或艾力克的漱口液定时清洗口腔。

9. 每日用生理盐水行口腔冲洗 2~3 次。

10. 术后次日开始可用代金氏管进流食,进食后清洁口腔。

11. 酌情通过静脉给予抗生素预防感染。

12. 留置的引流条或负压引流应在术后第 2~3 天拔出。

13. 7~8 天拆除口内缝线(选用可吸收缝线者可不用拆线)。

14. 从术后第 3 天开始辅以 2 周左右的颌间牵引固定,有利于颌间肌肉系统适应新的上、下颌牙列关系。

15. 拆除颌间牵引固定后开始张口训练,随后开始术后正畸治疗。

第五节　Le Fort Ⅲ型骨切开术

【概述】

Gillies 于 1949 年进行了首例 LeFort Ⅲ型骨切开术(Le Fort Ⅲ osteotomy)。其后,从 1967 年开始,Tessier 成功地施行了多例 Le Fort Ⅲ型骨切开术,确定了颅颌面部联合手术矫治严重面中份先天与后天畸形的可行性。

【适应证】

1. 主要适用于整个面中份的发育不足,尤其是垂直向与前后向的发育不足。

2. 颅骨、上颌骨及眶部存在发育障碍的 Crouzon 综合征、Apert 综合征等。

3. 由于外伤或感染等因素导致的继发性面中份畸形。

【禁忌证】

1. 全身情况不能耐受全麻手术者。

2. 因疾病、药物导致的骨代谢严重降低,骨切开后骨断端愈合不良风险较大患者(相对禁忌证)。

【术前准备】

1. 按全麻术前准备。

2. 术前应对患者进行仔细全面的体格检查。

3. 完成正颌手术前的 X 线头影测量、治疗设计、效果预测,以及模型外科模拟手术等常规准备。

4. 在术前完成颌面部三维 CT 拍摄与重建,这有助于了解患者颅前窝的位置,筛板的高度及颅骨的厚度等,以确保骨切开的精确性。

5. 完成术前正畸治疗。

6. 按设计术式制备好牙𬌗导板及骨切开复位后的骨段固定装置。

【手术步骤】

1. 麻醉、体位　同第六章"第三节 Le Fort Ⅰ 型骨切开术"。

2. 软组织切口

(1) 头皮冠状切口:冠状切口暴露颧骨颧弓、眶上缘及鼻根部。

(2) 下睑缘皮肤切口:下睑缘切口距下睑缘 3~5mm,将眶底骨面暴露至整个眶底深度的 1/3。

(3) 口内黏膜切口:单纯行 Le Fort Ⅲ 型骨切开术,一般只在两侧上颌第一、第二磨牙龈颊沟上方约 5mm 处,作长约 10~15mm 长的水平或垂直口内黏膜切口,在骨膜下潜行剥离至翼上颌缝。

3. 骨切开　Le Fort Ⅲ 型骨切开术的骨切开线走行类似于同类型骨折线。可用骨锯或裂钻进行骨切开术。

(1) 鼻根及眶内侧缘的切开:在鼻额缝稍上或下方用矢状锯或骨钻横断鼻根部,挑起内眦韧带并将泪器推向前方,水平骨切开线向外越过眶内侧缘,绕过泪沟后方切开眶内侧骨板,再转下向至眶底骨板。

(2) 眶外侧壁及眶底的切开:通过冠状切口入路,在颧额缝稍下方用往复锯或矢状锯斜向下内方切开眶外侧缘及眶外侧壁进入眶底至眶下裂前端。再经下睑切口入路,在眶下缘后方的眶底骨板上作水平骨切开,将眶内外侧壁的骨切开线连接在一起。依同样手法完成另一侧的骨切开。

(3) 颧弓与颧骨的切开:经冠状切口入路,用微型骨锯在颞颧缝处垂直或略斜向前下方切断颧弓。

4. 面中份骨段的离断与移动:骨切开后要完全松解和移动面中份,必须离断翼上颌连接以及筛板和鼻中隔与颅底的骨性连接。

(1) 翼上颌连接的断离:操作过程的技术要点同第六章"第三节 Le Fort Ⅰ型骨切开术"。

(2) 筛板、鼻中隔与颅底连接的离断:用一把略弯的薄刃骨刀,自鼻根处骨切口插入,斜向后下切开筛骨鼻中隔与颅底的连接。

(3) 在面中份与颅骨的骨性连接被离断后,用较窄的薄型骨刀插入骨质较厚的骨切口处(如颧骨颧弓、翼上颌缝及鼻额区域等)进行探查,并轻微向前下方撬动,确保所有的骨性连接完全断离。

(4) 前徙面中份:用两把上颌钳夹持上颌骨,同时辅以插入骨切口中骨凿的撬动力量,将整个面中份松动下降。亦可用两把 Tessier 上颌移动牵引器插入两侧上颌窦后方与翼板之间,向前移动面中份骨块至预期位置。

(5) 植骨:大多数病例需要在骨块移动后留下的间隙内进行植骨,以稳定手术效果。

5. 固定　在面中骨块被前徙到位后,使上下颌牙列就位于预制的咬合板内,然后进行颌间结扎。在鼻根、眶外侧与颧额缝等部位用微型钛夹板进行内固定,必要时可用钢丝辅助固定。

6. 内眦韧带复位固定术　手术结束时需行内眦韧带复位悬吊术,以防止术后内眦过宽。用骨钻在泪骨上钻 2 个小孔,然后穿过小孔将两侧内眦韧带缝合并收紧至相应位置。如外眦韧带也被剥离,亦应行复位悬吊术。

7. 缝合　在缝合伤口前,应彻底冲洗冠状切口以防感染。常规缝合伤口,放置闭式引流,头部加压包扎。

【注意事项】

除软组织切口不同外,其余均同第六章"第四节 Le Fort Ⅱ型骨切开术"。

(祝颂松　毕瑞野)

第六节 下颌支矢状骨劈开术

【概述】

下颌支矢状骨劈开术（sagittal split ramus osteotomy，SSRO）是最早被提出的口内入路的正颌外科手术。该术式根据下颌支的解剖特点进行设计，既可前徙、也可后退下颌，广泛应用于矫治下颌后缩、下颌前突、小颌畸形等各类牙颌面畸形。

【适应证】

1. 后退下颌。

2. 前徙下颌。

3. 开𬌗畸形。

4. 配合其他正颌外科术式矫治涉及下颌骨发育异常的双颌或复杂不对称牙颌面畸形。

【禁忌证】

1. 全身情况不能耐受全麻手术者。

2. 下颌支厚度严重不足，缺乏髓质骨（相对禁忌证）。

3. 下颌孔的位置过于靠近乙状切迹（相对禁忌证）。

4. 因疾病、药物导致的骨代谢严重降低，骨切开后骨断端愈合不良风险较大患者（相对禁忌证）。

【手术步骤】

1. 麻醉 经鼻腔气管内插管全身麻醉。

2. 软组织切口 在距下颌𬌗平面上约1cm的下颌支前缘处向下切开黏膜至下颌第一磨牙远中龈颊沟偏颊侧6mm处，连续切开黏膜下组织、肌肉和骨膜。

3. 剥离显露

（1）将外骨膜掀起后，以喙突根部约平行于上颌𬌗平面高度为剥离显露下颌支内侧水平骨切开入路，向后小心剥离直至可以看见下颌小舌或下牙槽神经血管束。

（2）在骨膜下剥离并显露下颌支前缘及外斜线，在下颌第一磨牙颊侧软组织切口处转向下剥离直到下颌下缘。

4. 骨切开

(1) 下颌小舌上方 2~3mm 处做骨切开,切口后端越过下颌孔的后方至下颌神经沟。

(2) 从升支前缘内侧骨切口前端开始,逐渐向下向外转向第二磨牙外侧骨板做矢状骨劈开。

(3) 自该矢状切骨线前端,即第二磨牙近中处转向下用往复锯或长裂钻做垂直骨皮质切开,直达下颌下缘。

5. 劈开下颌支。

6. 骨段的移动 前徙或后退远心骨段。后退远心骨段时须在近心骨段垂直骨切口处做二次切骨,截除一段与远心骨段后退距离相当大小的骨皮质。

7. 戴入𬌗板 将预先制作好的定位𬌗板戴入牙列,引导远心骨段移动到新的矫正位,用橡皮圈或钢丝将上下颌牙列拴结在一起,防止远心骨段在接下来的固定过程中移位。

8. 坚固内固定 有两种固定方式可以选择,即双骨皮质螺钉固定和钛板加单骨皮质螺钉固定。

9. 缝合伤口

【注意事项】

1. 手术当日禁食。

2. 一般术后疼痛不严重,多数患者可耐受。必要时可以使用止痛药或镇痛泵。

3. 手术当日和术后 1~3 天可冰敷手术部位减轻肿胀。

4. 手术当日和术后 1~3 天可使用地塞米松减轻术后肿胀。

5. 每日用含氯己定或艾力克的漱口液定时清洗口腔。

6. 每日用生理盐水行口腔冲洗 2~3 次。

7. 术后次日开始可用代金氏管进食流食,进食后清洁口腔。

8. 酌情通过静脉给予抗生素预防感染。

9. 留置的引流条或负压引流应在术后第 2~3 天拔出(通常单侧下颌引流量少于 10ml)。

10. 术后第 7~8 天拆除口内缝线(选用可吸收缝线者可不用拆线)。

11. 从术后第 3 天开始辅以适当时间的颌间牵引固定,有利于颌间肌肉系统适应新的下颌位置。术后咬合关系良好者可不行颌间结扎固定。

12. 拆除颌间牵引固定后开始张口训练,随后开始术后正畸治疗。

第七节　下颌支垂直/斜行骨切开术

【概述】

经口内入路完成的下颌支垂直/斜行骨切开术（intraoral vertical/ oblique ramus osteotomy，IVRO/IORO）最早由美国医师 Winstanly 于 1968 年报道，以后经过许多学者改进，是矫正下颌发育过度的常用术式。

【适应证】

1. 矫治下颌后退不超过 10mm 的骨性下颌发育过度。

2. 配合上颌手术矫正双颌畸形。

【禁忌证】

1. 全身情况不能耐受全麻手术者。

2. 因疾病、药物导致的骨代谢严重降低，骨切开后骨断端愈合不良风险较大患者（相对禁忌证）。

【手术步骤】

1. 麻醉　经鼻腔气管内插管全身麻醉。

2. 软组织切口　在升支前缘，从下颌殆平面上方 1cm 处开始切开黏膜，沿外斜线向前向下止于第二磨牙龈颊沟靠外侧 6mm 处，形成约 3cm 长黏膜切口。

3. 剥离显露　从骨膜下剥离下颌支外侧面。上达乙状切迹，后至升支后缘，向下达角前切迹下颌下缘处。

4. 骨切开　切骨路线是从下颌孔后方开始切开颊舌侧骨板，再由此分别向下和向上扩展将下颌支纵行切开。

5. 骨段移动　下颌支被完全切开后，向前向外牵拉近心骨段，向外侧撬动近心骨段，后推远心骨段。

6. 固定　将预制好的定位殆板戴入上颌牙列，后退远心骨段使下颌牙列与定位殆板的咬合面完全吻合后，用橡皮圈进行颌间固定。

7. 缝合伤口。

【注意事项】

1. 术后需行适当时间的颌间固定。由于实施了颌间固定，患者呼吸道术后的管理和监测尤为重要。必要时放置一个鼻咽通气管，便于吸出口腔与鼻腔分泌物。

2. 其余注意事项同第六章"第六节 下颌支矢状骨劈开术"。

第八节　下颌支倒 L 形骨切开术

【概述】

经口内入路完成的下颌支倒 L 形骨切开术(the inverted-L osteotomy of ramus)最早由 Trauner 和 Obwegeser 在 1957 年报道。这种手术吸取了下颌支垂直骨切开术与下颌支矢状骨劈开术的某些技术特点,可用于多种下颌骨发育性畸形的外科矫治。

【适应证】

1. 用于后退下颌距离大于或等于 10mm 的下颌严重发育过度者。

2. 用于前徙下颌距离大于或等于 8~10mm 的下颌严重发育不足者。

3. 用于同时前徙和延长下颌支。

4. 用于治疗因 SSRO 手术失败,近心骨段旋转错位引起的开𬌗畸形。

【禁忌证】

1. 全身情况不能耐受全麻手术者。

2. 因疾病、药物导致的骨代谢严重降低,骨切开后骨断端愈合不良风险较大患者(相对禁忌证)。

【手术步骤】

倒 L 形骨切开术用于后退下颌时,经口内入路完成,而用于前徙下颌与延长升支高度时,为方便植骨,更多采用下颌下入路施行。

1. 麻醉　经鼻腔气管内插管全身麻醉。

2. 切开与剥离显露　参见第六章"第七节 下颌支垂直/斜行骨切开术"

3. 骨切开　紧靠下颌孔上方作水平骨切开。水平骨切口后端止于下颌孔稍后方,并由此用摆动锯向下作下颌支的垂直骨切开。

4. 骨段移动　如果用于矫正下颌发育过度,将近心骨段撬向外侧,后退远心骨段至术前设计的位置。如果需要大幅度前徙下颌,戴入定位𬌗板引导远心骨段至预期的矫正位。

5. 固定　通过钛板钛钉行坚固内固定。必要时选择恰当体积的自体髂骨或颅骨嵌入此间隙,用钛板钛钉固定。

6. 缝合伤口。

【注意事项】

同第六章"第六节　下颌支矢状骨劈开术"。

第九节　下颌前部根尖下骨切开术

【概述】

下颌前部根尖下骨切开术(anterior mandibular subapical osteotomy)最早由 Kole 于 1959 年进行了报道,是在下颌前部根尖下作水平骨切开,辅以下颌前磨牙区的垂直骨切开或部分骨质截除后移动下颌前部骨块至预期位置。

【适应证】

1. 下颌前部牙与牙槽骨生长发育过度引起的下颌前突与前牙反𬌗。

2. 配合上颌前部骨切开术矫正后牙关系正常(Class Ⅰ类𬌗)的双颌前突或非骨性开𬌗。

3. 下降下颌前部牙槽骨段,整平𬌗平面矫正深覆𬌗。

【禁忌证】

1. 全身情况不能耐受全麻手术者。

2. 因疾病、药物导致的骨代谢严重降低,骨切开后骨断端愈合不良风险较大患者(相对禁忌证)。

【手术步骤】

1. 麻醉　经鼻腔气管内插管全身麻醉。

2. 黏膜切口与显露　在下颌前庭沟黏膜转折处靠唇侧 6mm 作黏膜切口,在骨膜下进行剥离和切骨区的暴露,向下剥离至下颌下缘。双侧垂直骨切口处采用隧道式骨膜下剥离。如计划拔下颌前磨牙,此时可以拔除。

3. 骨切开

(1) 垂直骨切开:在去骨区域标记 2 条相互平行的垂直骨切开线,其间为应截除的骨质。垂直骨切口上端至牙槽突顶,下端达下颌尖牙牙根下 5mm 左右的位置。

(2) 根尖下水平骨切开:水平骨切开线应位于下颌前牙根尖下至少 5mm

处。如果要下降前部骨段,在第一条切开线的下方再作一条水平骨切开线,两线之间的距离即为需要截除的骨质范围和下降高度。

4. 牙骨块的移动与固定 移去手术设计需要截除的骨块,用定位𬌗板引导下颌前部牙骨段至矫正位。采用钛板和螺钉进行骨间坚固内固定。

5. 伤口冲洗与缝合。

【注意事项】

同第六章“第六节 下颌支矢状骨劈开术”。

第十节 下颌后部根尖下骨切开术

【概述】

下颌后部根尖下骨切开术(posterior mandibular subapical osteotomy)的手术方法是在下颌后部根尖下作水平骨切开,形成带舌侧血供蒂的牙骨段,并将之移动至所需位置来矫治由于下颌牙及牙槽骨位置异常引起的后牙𬌗关系不调。

【适应证】

1. 矫治下颌后部牙 - 牙槽骨生长发育异常引起的上下颌后牙关系失调。

2. 移动下颌后部牙骨块来关闭牙齿缺失形成的间隙,同时竖直倾斜的牙长轴。

【禁忌证】

1. 全身情况不能耐受全麻手术者。

2. 因疾病、药物导致的骨代谢严重降低,骨切开后骨断端愈合不良风险较大患者(相对禁忌证)。

【手术步骤】

1. 麻醉 经鼻腔气管内插管全身麻醉。

2. 切开、剥离与显露 在下颌后部龈颊沟黏膜转折处靠颊侧 6mm 处作水平黏膜切口,前至下颌尖牙,后达升支前缘。在骨膜下剥离,暴露切骨区与下颌下缘。

3. 骨切开 首先在拟移动牙骨段近远中垂直骨切开处作垂直骨切开线,然后在牙骨段根尖下至少 5mm 处作水平骨切开线,由此线向下 4mm 处再作一条水平骨切开标记线。必要时解剖下颌管内的下牙槽神经血管束。将近远中垂直骨切口与根尖下水平骨切口相连,轻轻敲击撬动,使牙骨段完全离断和松动。

4. 移动与固定牙骨段　根据术前设计要求移动牙骨块就位,当牙骨段上的牙齿与𬌗板咬合面完全吻合后,用钛板、钛钉进行坚固内固定。

5. 伤口冲洗与缝合。

【注意事项】

同第六章"第六节 下颌支矢状骨劈开术"。

第十一节　下颌体部骨切开术

【概述】

下颌体部骨切开术(mandibular body osteotomy)是用来矫治各种下颌骨发育畸形的一种手术方式,最先由 Blair(1907 年)报道。这种手术已愈来愈多地被下颌支或下颌前部根尖下骨切开术所代替。

【适应证】

1. 下颌体发育过长(相对于下颌支)的下颌前突患者,可以通过截除一段骨质来缩短下颌体长度。

2. 下颌 Spee 曲线异常引起的前牙开𬌗畸形。

3. 上下颌后牙关系良好的下颌前突伴突颏者,可以采用下颌体前部骨切开加楔状截骨进行矫正。

【禁忌证】

1. 颏部形态宽阔或方短的下颌前突患者不适合行下颌体部骨切开后退术。因为手术后面下部更显方短,颏部丧失自然流畅的线条而影响美容效果。

2. 全身情况不能耐受全麻手术者。

3. 因疾病、药物导致的骨代谢严重降低,骨切开后骨断端愈合不良风险较大患者(相对禁忌证)。

【手术步骤】

1. 麻醉　一般选择经鼻腔气管内插管全身麻醉。

2. 黏膜切口与显露　自一侧尖牙至另一侧尖牙区,在前庭沟黏膜转折处靠唇侧6~7mm作切口,在骨膜下向下剥离,显露下颌下缘。向后剥离,显露出颏孔和颏神经血管束后,再将黏膜切口向后延长至第二前磨牙区。

3. 垂直骨切开　下颌尖牙与第一前磨牙牙根之间作垂直骨切开,根据模型外科分析结果确定的截骨范围进行去骨。

4. 骨段就位与固定　当两侧垂直骨切开术完成后,根据术前设计用定位殆板引导移动远心骨段就位,近远心骨段间用钛板、钛钉作坚固内固定。修整下颌下缘,消除骨段连接处的骨质突起。

5. 伤口冲洗与缝合。

【注意事项】

同第六章"第六节　下颌支矢状骨劈开术"。

第十二节　全下颌根尖下骨切开术

【概述】

全下颌根尖下骨切开术(total mandibular subapical osteotomy)是在全下颌牙列根尖下至少5mm作水平骨切开,辅以磨牙后区的垂直骨切开,通过移动整个下颌牙槽骨段来矫正某些特殊的牙颌面畸形。

【适应证】

主要用于矫治下颌基骨前后关系正常,但下牙槽及下颌牙弓位置不协调者。下颌平面角小(低角)的安氏Ⅱ类错殆合并颏点位置正常的患者,可用此术式前徙全下颌下列进行矫正。

【禁忌证】

1. 全身情况不能耐受全麻手术者。

2. 因疾病、药物导致的骨代谢严重降低,骨切开后骨断端愈合不良风险较大患者(相对禁忌证)。

【手术步骤】

1. 麻醉　一般选择经鼻腔气管内插管全身麻醉。

2. 黏膜切口与显露　从一侧下颌磨牙后区至对侧磨牙后区的前庭沟靠唇颊侧5~7mm处作环下颌前庭沟黏膜切口,显露出颊侧骨板、下颌下缘以及磨牙后区与升支前缘。

3. 解剖下牙槽神经血管束　采用去皮质技术解剖游离下牙槽神经血管束。

4. 水平骨切开　如果下颌骨位置偏低,在下颌管稍上方(根尖下至少5mm处)用往复锯或裂钻直接将舌侧骨板切开即可。如果下颌管位置偏高,预计的水平骨切开线正好位于下颌管或其下方,解剖游离出管内的下牙槽神经血管束。

5. 垂直骨切开　垂直骨切开线应位于下颌最后一颗磨牙远中4~5mm处。两侧垂直骨切开完成后,将全下颌根尖下所有骨切口完整相连。撬动全下颌牙骨段,使之完全从下颌基骨上断离。

6. 骨段就位与固定　用定位殆板引导移动下颌牙弓就位并进行颌间结扎。两侧垂直骨切口、两侧水平骨切口中央部位及下颌正中用钛板、钛钉进行坚固内固定。

7. 伤口冲洗与缝合。

【注意事项】

同第六章"第六节　下颌支矢状骨劈开术"。

第十三节　双颌外科手术

【概述】

双颌外科手术(bimaxillary surgery)是指将上颌及下颌(包括颏部)的颌骨手术同期进行,用来矫治双颌畸形的一种正颌外科手术模式。在临床上经常所指的双颌外科是将上颌 Le Fort Ⅰ型骨切开术与下颌支矢状或垂直骨切开术合并使用,必要时辅以水平骨切开颏成形术。

【适应证】

同时涉及上下颌骨的牙颌面畸形均是双颌外科手术的适应证。严重的牙颌面畸形,其严重程度超过了单颌手术可能矫正的范围或采用单颌手术不能获取良好治疗效果者。

【禁忌证】

1. 全身情况不能耐受全麻手术者。

2. 因疾病、药物导致的骨代谢严重降低,骨切开后骨断端愈合不良风险较大患者(相对禁忌证)。

【手术步骤】

1. 上颌 Le Fort Ⅰ型骨切开术　中间𬌗板通过还未手术的下颌骨位置来确定上颌骨移动是否到位。方便外科医师进行上颌骨骨段的坚固内固定。在完成上颌骨手术及复位固定后,拆除颌间结扎,取下中间𬌗板,接着行下颌骨的正颌手术。

2. 下颌支骨切开术　如果需要后退下颌,可选择下颌支矢状骨劈开术和下颌支垂直/斜行骨切开术。若需要前徙下颌,只能使用下颌支矢状骨劈开术。当完成下颌支的骨切开术后,移动下颌远心骨段,使之就位于终末𬌗板,接着进行颌间结扎。若行下颌支矢状骨劈开术则需要行坚固内固定。

3. 必要时行水平骨切开颏成形术

【注意事项】

同第六章"第六节　下颌支矢状骨劈开术"。

(罗　恩　刘　尧)

第十四节　颏　成　形　术

【概述】

颏成形术(genioplasty)包括矫正颏部发育过度,发育不良以及颏部偏斜等涉及颏部前后,上下及左右等三维方向发育异常的多种手术。在此,以最典型而常用的矫治颏部发育不足的下颌颏部水平骨切开滑行前徙术为例,描述其手术全过程,对于不同改良术式,则在其后作补充介绍。

【适应证】

1. 前徙颏部矫治颏后缩畸形。

2. 后退颏部矫治颏前突畸形。

3. 增加颏部高度矫治颏垂直向发育不足。

4. 缩短颏部高度矫治颏垂直向过长。

5. 增加颏部宽度矫治颏左右径不足。

6. 旋转颏部矫治颏偏斜等不对称性畸形。

7. 与其他正颌外科手术配合,矫治复杂牙颌面畸形。

【手术步骤】

1. 麻醉 经鼻腔气管内插管全身麻醉。

2. 体位 仰卧位。

3. 软组织切开与显露

(1) 软组织切口前份位于下唇前庭沟外侧至湿唇上缘之间的黏膜内,并避开下唇系带;其后端终止于相对第二前磨牙的颊黏膜内。切开线一般位于唇颊侧黏膜转折处外 5~6mm。

(2) 切开黏膜后,沿口轮匝肌浅面将刀片稍斜向后下切开颏肌和骨膜,于骨膜下向下剥离软组织直达下颌下缘显露颏部前方骨面。继续向后剥离,显露颏孔位置并保护好颏神经血管束。在预计骨切开线的上方骨面应保留一定量的颏肌组织,为手术结束时顺利关闭切口创造条件。

4. 骨切开与骨块移动

(1) 两侧骨切开线至少应位于双侧颏孔下缘下 3~4mm,并可向后轻微延伸至第一磨牙处,水平骨切开线中点应位于颏前点稍上方。骨切开后形成的颏部骨块应具有相当体积,其高度在中线处通常为 15mm 左右。

(2) 用往复锯或细长裂钻从一侧颏孔下方向颏正中方向切开骨皮质形成骨沟,另一侧也按同法进行操作,注意保持两侧骨切开位置的对称。两侧骨沟在颏正中处相汇形成一条完整的水平骨切开线。

(3) 用矢状锯或细裂钻沿垂直方向在跨越水平骨切开线两侧的颏正中骨皮质表面作定位线。当骨切开术完成并经移动后的骨块将依此标记与下颌骨进行固定。尚可根据手术需要在此定位线两侧各增加一条定位线。

(4) 用往复锯或摇摆锯沿已经切开部分唇颊侧骨皮质的骨沟向深部进行切割直至将舌侧骨板完全切开。轻轻撬动或凿开骨切开处的少许骨连接将颏部骨块完全松动,只留下舌侧肌肉和骨块下缘骨膜与之相连。

(5) 当颏部骨连接被完全离断后,参照垂直定位线,用 kocher 钳夹持切开后的颏骨块逐渐前徙。操作中应避免暴力拉伤颏部骨块舌侧软组织蒂。

5. 固定

(1) 颏部骨块的前徙距离一般不超过下颌骨颏部正中联合处的骨质厚度,以免前徙骨块后在颏部正中失去骨间接触,导致固定不稳和愈合延迟。

(2) 采用钛板加螺钉固定法(即骨内坚固内固定法)。在两侧颏孔前下方附以 2 颗长螺钉穿透两骨段骨皮质进行加强固位,也可以用 3 颗穿双骨皮质长螺钉进行坚固内固定。

6. 缝合 一般分两层缝合,即颏肌组织和口腔黏膜的对位缝合。如果颏部骨块并非前徙,应尽可能缝合骨膜。缝合中应仔细确定唇中线,正确对位缝合,以免术后造成下唇形态异常。

7. 加压包扎 先修剪一块条形纱团置于颏唇沟区域,再用两侧中央各剪开一条口子的矩形医用胶布进行加压包扎。加压敷料一般保持 5~7 天即可拆除。

【其他改良颏成形术式】

1. 双重骨切开颏前徙术

(1) 颏部需要前徙距离超过下颌正中联合处的骨质全层厚度者,如果机械地沿用原有水平骨切开前徙术式,则颏部前徙量不足,或骨段间缺乏足够接触影响骨愈合。

(2) 双重骨切开前徙颏成形术通过两个平行的颏部骨切开线,形成两个可分别前徙的带有软组织蒂的颏部骨块。从而可以形成递进前徙,进一步增加了颏部前后向长度。前徙骨段通过多点钢丝结扎或使用特制的双台阶式钛夹板进行固定。

2. 颏后退术

(1) 用以矫治颏部发育过度畸形。手术步骤基本同前,不同点在于行颏部水平骨切开后,将切开后的颏部骨块后退至术前设计位置,单用长螺钉或钛板与螺钉固定。

(2) 在行颏前徙或后退时,外科医师可以通过改变骨切开线的方向在一定范围内增高或减低颏部的垂直高度,从而达到了同时矫正颏部前后与垂直向畸形的目的。这对于垂直向关系失调不很严重的患者,免去了额外的植骨或截骨操作。

3. 颏部切开植骨增高术 对颏部过小且高度严重不足者,将颏部骨切开下降,于下降后的上下骨断面之间的间隙内行自体骨移植后固定。

4. 颏部截骨缩短术 对颏部垂直向发育过度,同时下唇颏高度过大的病例,可根据 X 线检查和测量结果,设计双重骨切开线截除中间一段骨组织后用钛板固定。

5. 颏部增宽或缩窄术 在水平骨切开颏成形术或其改良术式的基础上,通过在切开后的骨块上的进一步动作,可达到增宽或缩窄颏部的矫治效果。其操作步骤是在骨块中点处切开,如需增宽则植入自体骨,如需缩窄则截除相应骨量。然后将两个骨段拼合固定于颏部正中。临床应用较少。

6. 颏部偏斜矫治术 对于轻度的偏颏畸形,应先标记出面部的正常中线及偏移的颏中线,设计好颏部骨切开线,及矫正偏颏的正常中线及偏移的颏中线。按前述步骤显露下颌骨颏区,用矢状锯在其唇侧骨面上分别刻画出正常面中线及偏移的颏中线。完成颏部骨切开,旋转颏部骨块至矫正位后,用钛夹板进行固定。

第十五节 下颌角截骨术

【概述】

口内进路的下颌角截骨术(mandibular angle ostectomy)必须配备微型骨锯或骨钻等截骨工具以及带光导纤维口内照明的拉钩等特殊工具。

【适应证】

1. 下颌角发育过度,伴或不伴有咬肌肥大。

2. 不能接受面部遗留瘢痕的患者。

3. 有瘢痕体质的方颌畸形患者。

【禁忌证】

1. 全身情况不能耐受全麻手术者。

2. 无明显的下颌角发育过度,下颌角开张度与侧方形态基本正常,仅下颌骨后份显得过宽或下颌角向侧方外展的患者。

【手术步骤】

1. 麻醉 通常采用经鼻腔气管内插管全身麻醉。

2. 切开与显露

(1) 口内切口设计与下颌支垂直骨切开术类似,从下颌支前缘稍靠外侧沿外斜线向前下作一条长约 4~5cm 长黏膜切口。注意切口上端应低于上颌磨牙𬌗平面,以免切断颊动脉、颊静脉。

(2) 根据截骨范围用大骨膜剥离器在骨膜下剥离显露下颌支下份外侧骨板和升支后缘,同时剥离咬肌附着暴露出下颌角与角前切迹前方的下颌下缘,根据截骨需要,切口或剥离范围可以向前延伸。

3. 下颌角截骨术

(1) 用 shea 光导牵开器钩住下颌角,并向侧方牵拉软组织显露好下颌角,用摆动锯根据术前设计的截骨线在下颌角外侧骨板作一条浅的骨沟形成截骨标志线,一般从下颌支后缘中份偏下开始略呈弧形切至角前切迹稍前方,根据审美及矫正需要可以平缓向前延伸至颏部,以获得平滑流畅的矫正效果。

(2) 用长规格摆动锯(12mm)沿截骨标志线向深层进行切割。升支后缘与角前切迹处下颌下缘的骨质最厚,应将这两个部位的内外侧皮质骨板完全切开,剩余的骨性连接可用弯骨刀轻轻敲击离断。

(3) 当下颌角被切开后,用 shea 拉钩钩住截断的下颌角,以免离断的骨块被翼内肌牵拉至内侧。

(4) 用组织剪或刀片切断下颌角内侧的翼内肌附着,即可将下颌角及下颌缘完整游离取出。

4. 咬肌部分切除 如果患者咬肌肥大,应予以部分切除。根据术前设计的切除范围用大弯止血钳或大骨膜剥离器在咬肌内外层之间进行分离,主要切除紧贴下颌支下部外侧面与下颌角处的内层肌肉。

5. 伤口冲洗与缝合 用生理盐水冲洗伤口,彻底止血后,缝合口内切口。咬肌部分切除后创面渗出较多,建议放置橡皮引流条,并加压包扎。

【注意事项】

1. 按全麻术后常规进行监测与护理。

2. 对切除部分咬肌的患者,术后应给予止血药,防止创面渗血。

3. 可用地塞米松 2~3 天以减轻面部与嘴唇肿胀。

4. 常规静脉或肌注抗生素,防止伤口感染。

5. 橡皮引流条在术后第 1~2 天取出。

第十六节 下颌角区骨外板截除术

【概述】

下颌角区骨外板截除术(mandibular angle splitting ostectomy)以矫治下颌角开张度与侧方形态基本正常,正面观下颌骨后份显得过宽过下颌角向侧方外展的患者,取得良好效果。

【适应证】

1. 无明显的下颌角发育过度,下颌角开张度与侧方形态基本正常,仅下颌骨后份显得过宽或下颌角向侧方外展的患者。

2. 施行下颌角截骨术,不仅会破坏其自然的下颌角侧方弧度,而且也不一定达到缩窄其面下部宽度的矫治效果者。

【手术步骤】

1. 麻醉　建议在经鼻腔气管内插管全麻下施术。

2. 切开与显露　口内切口设计与下颌角截除术的切口一样,但切口前端可稍向前延至下颌第一磨牙近中龈颊沟靠颊侧 6~7mm 处。切开黏骨膜,于骨膜下暴露升支下部外侧面,下颌角,角前切迹以及颏孔后方的颊侧骨板。

3. 下颌角区外侧骨板切开　在下颌支中份稍靠下部位用长裂钻或往复锯从升支前缘到后缘作一条水平骨切口,以刚好切透颊侧皮质骨板为度,不可切割过深以免伤及下颌管。用小球钻或短裂钻沿下颌支外斜线向前钻一排骨孔,深达髓腔。根据患者具体情况决定此矢状骨切口的长短,最多可切至颏孔稍后的位置。从矢状骨切口前端垂直转向下颌下缘用长裂钻或往复锯作垂直骨切开,注意过度平滑。

4. 劈开与截除下颌骨外板　用裂钻将水平、矢状与垂直骨切口完整相连,在消除所有的骨皮质连接后用薄刃骨刀插入骨切口内,注意将骨刀刀刃紧贴颊侧皮质骨板的内侧面,轻轻敲击骨刀逐渐劈开下颌骨外板,将下颌下缘与下颌角后缘的骨板完全劈开后,用弯 kocher 钳夹持骨外板并将之摘除。

5. 修整塑形　在去除下颌角部外侧骨板后,用电动骨锉或大号圆钻磨平垂直骨切口处的台阶,尤其注意修整下颌下缘截骨交界处的骨性突起,确保术后下颌轮廓外形的自然与流畅。

6. 冲洗缝合　用生理盐水冲洗伤口,妥善止血后缝合口内伤口,口外加压包扎。

【注意事项】

1. 按全麻术后常规进行监测与护理。

2. 对切除部分咬肌的患者,术后应给予止血药,防止创面渗血。

3. 可用地塞米松 2~3 天以减轻面部与嘴唇肿胀。

4. 常规静脉或肌注抗生素,防止伤口感染。

5. 橡皮引流管在术后第 1~2 天取出。

第十七节　口外入路的下颌角截骨术

【概述】

口外入路下颌角截骨术(extraoral approach mandibular angle ostectomy)及部分咬肌切除的优点是视野清楚,操作简便,截骨量容易掌握。

【适应证】

1. 下颌角发育过度,伴或不伴有咬肌肥大者。

2. 对口裂很小的患者或没有专用截骨工具与全麻设施者,可以考虑从口外入路施术。

【禁忌证】

1. 全身状况不能耐受全麻手术者。

2. 不能接受面部遗留瘢痕的患者。

3. 瘢痕体质的方颌畸形患者。

【手术步骤】

1. 麻醉　一般选择下牙槽神经传导阻滞加局部浸润麻醉下施行手术。

2. 切口设计与显露　目前有 2 种口外切口可供术者选择。一种是下颌下切口;另一种是绕耳垂至耳后沟的皮肤切口。后一种切口设计的瘢痕比前一种切口更为隐蔽,但显露截骨区较下颌下切口入路困难。

(1) 下颌下切口:在平行于下颌角稍前方的下颌下缘下方 1.5cm 处作一条长约 3cm 的皮肤切口,逐层切开皮下组织、颈阔肌达颈深筋膜浅层。在颈阔肌深面向上向后分离,暴露咬肌筋膜。如果颌外动静脉影响手术操作可分别予以切断后结扎。用电刀在下颌角下缘处切断咬肌,紧贴下颌角外侧骨面向后上与前下剥离软组织,显露下颌角截骨部位。

(2) 绕耳垂至耳后沟切口:紧靠耳垂前方向下绕耳垂至后耳后沟作皮肤切口,切开皮肤与皮下组织。在耳垂前下方切至腮腺咬肌筋膜表面,后方切至胸锁乳突肌筋膜浅层。顺切口向前下方小心剥离,在剥离与牵开皮瓣时,不能损伤下颌后静脉和面神经下颌缘支以及耳大神经。显露出下颌角,同样在下颌角下缘处切断咬肌附着。从其外侧骨板表面剥离肌肉直至完全显露出下颌角。

3. 下颌角截除修整　根据术前设计的截骨线和截骨量,用往复锯或裂钻沿标记线全层切开下颌角颊舌侧骨板,将截下的下颌角摘除,并对截骨边缘与断端修整。

4. 冲洗缝合伤口　彻底止血后,用生理盐水冲洗创口,可放置 1 根橡皮引流条。分层缝合软组织切口后加压包扎。

第十八节　颧骨颧弓减低术

【概述】

东亚人的审美标准以尖圆形的面型为最美,其面容轮廓柔和,线条圆润,鼻突和颏突均较缓和,过高的颧突破坏了面部各突起的和谐,打破了容貌美的统一与协调。目前减低颧部突度的方法主要是颧骨磨削术和颧骨部分截骨术。

【适应证】

颧突过高、颧弓肥大、面中 1/3 过宽、面上 1/3 凹陷,面上部与面中部面型高宽比值小于 0.75,两侧眶外缘之间的距离过短及颞窝不丰满的患者。

【禁忌证】

1. 全身情况不能耐受全麻手术者。

2. 术后期望值过高,不在手术医师能力范围内者。

【麻醉】

通常采用经鼻腔气管内插管全身麻醉。眶下神经阻滞联合应用区域浸润麻醉也能满足手术要求。

【手术步骤】

1. 经口内颧骨磨削术　采用骨磨削工具通过口内上颌前庭沟入路打磨肥大突出的颧骨体和颧弓以减低其突度。主要适用于颧骨肥大突出明显,而颧弓并不突出或仅限于与颧骨体部连接段突出者。

(1) 先用亚甲蓝在颧部皮肤表面标出需磨削减低的颧骨颧弓的位置和范围。

（2）在口内上颌前庭沟偏颊侧 6mm 切口，切口前起自尖牙，后止于第二磨牙，切开黏膜、黏膜下层及骨膜。根据标出的位置和范围从上颌骨外侧表面向上用骨膜剥离器分离至颧骨表面，充分剥离暴露颧骨的眶下缘、眶外侧缘、颧颌缝、颧牙槽嵴及颧弓的颞突。剥离时注意保护位于上颌骨前面自眶下孔发出的眶下神经血管束。

（3）用带冷光源的拉构牵开软组织暴露需要磨削的区域，应用各种磨削工具根据标出的位置和范围进行仔细打磨，磨削时不断向磨头处喷水降温，并用吸引器将骨碎屑吸净。磨削时注意勿形成明显的台阶，在眶下缘、眶外侧缘和颧骨颧弓连接处注意过度平缓。手术操作必须在骨膜下进行，并注意保护周围软组织，避免损伤面神经颧支及眶下神经。

（4）用生理盐水冲洗伤口，彻底止血后，缝合口内切口，放置橡皮引流条。

（5）面部弹性绷带包扎 5~7 天，引流条在术后 1~2 天取出，7 天拆线。

2. 经口内 - 耳前切口骨切开术　经口内上颌前庭沟入路将颧骨颧弓连接处截除一段骨块，并通过耳前皮肤切口将颧弓根部折断，使颧骨颧弓向内压低移位以减低其突度。主要适用于颧骨颧弓突出明显，尤其是颧弓段突出者，能同时矫治前后向和左右向颧骨颧弓发育过度。

（1）在口内上颌尖牙至第一磨牙前庭沟偏颊侧 6mm 处切开黏膜、黏膜下层及骨膜，显露颧牙槽嵴骨质表面。

（2）用骨膜剥离器在骨膜下进行剥离，暴露颧骨的眶下缘、眶外侧缘、颧颌缝、颧牙槽嵴及颧骨的颞突。剥离时注意保护眶下神经血管束。

（3）用带冷光源的拉钩牵开软组织，从颧牙槽嵴与颧骨体交汇处斜从向后上方，用往复锯在颧骨颞突根部从 1 条骨切开线，此线上端必须位于眶外侧缘后方。根据需要在此截骨线后方约 3~5mm 再平行作 1 条骨切开线，全层截开骨质后，将两条骨切开线之间的一段骨块取出，截骨线及截骨量可以根据患者特征及矫形需要设计为"I"，或"L"或"《"形。

（4）在耳屏前颧弓根部作 1 条 1.5~2cm 长的皮肤切口，避开颞浅动脉钝性分离达颧弓表面，用裂钻或矢状锯将颧弓根切断。此时，颧弓骨段已可活动，但其下方和上方的仍有部分软组织附着连接。

（5）将活动的颧弓向内向下推压就位，观察颧弓颧骨减低程度，当形态满意后用微型钛板将活动的颧弓段前端与颧骨本部进行内固定。

（6）同法进行对侧骨切开，操作中力求两侧对称，骨切开时要严防损伤颧骨和颧弓深面的翼静脉丛，以免发生意外出血。

（7）用生理盐水冲洗伤口，彻底止血后缝合口内切口；皮肤切口分层缝合。

（8）面部弹性绷带包扎 5~7 天，引流条在术后 1~2 天取出，口内切口 10 天拆线，口外切口 7 天拆线。

3. 经头皮冠状切口骨切开术　此法适用于年龄较大的受术者。有些患者面部皮肤松弛，额部、双侧外眦角皱纹明显。设计发际内双侧耳轮脚间冠状切口行颧骨颧弓减低术的同时，可行面部皮肤需要提紧术。中央从帽状腱膜下分离至眶上缘 1cm，切开骨膜行骨膜下分离，从眶外环达颧骨体。两侧由颞区颞筋膜下分离至颧骨及颧弓部。截骨方式类同于经口内 - 耳前切口骨切开术。经头皮冠状切口行骨切开术，可基本在直视下进行手术操作，但许多患者不愿接受。

第十九节　颧骨增高术

【概述】

颧部的形态以及适当的突度对于容貌的美与和谐非常重要，由于发育、外伤等原因所致颧部突度不足或不对称破坏了容貌的协调和美观。

【适应证】

1. 双侧颧部发育不足所致颧骨后缩及塌陷畸形。

2. 第一、第二鳃弓综合征导致一侧颧骨发育过小。

3. 儿童期颧部肿瘤（如颧部嗜酸细胞肉芽肿等）放疗后骨及软组织发育迟缓导致颧骨过小，软组织过薄。

4. 外伤后颧骨塌陷畸形。

5. 部分面中份严重发育不足及长面综合征患者。

【麻醉】

通常采用经鼻腔气管内插管全身麻醉。采取眶下神经阻滞加手术区域浸润麻醉也能满足手术要求。

【手术步骤】

1. 自体骨或骨代用品植入

（1）口内上颌前庭沟入路

1）先用亚甲蓝溶液在颧部标出需增高的位置和范围。

2) 切取大小、厚薄和形态合适的自体骨,作适当修整塑形,骨代用品可在体外预先成型至所需形态。

3) 切开与剥离:局部注射含 1/10 万肾上腺素的 0.5% 利多卡因浸润后,在口内尖牙至第一磨牙前庭沟偏颊侧 6mm 处切开黏膜、黏膜下层及骨膜,单侧手术时只需作一侧切口。根据标出的位置和范围用大骨膜剥离器从上颌骨外侧表面向上分离至颧骨表面,勿作过度剥离以免隧道腔隙过大,导致植入体术后移位。

4) 若为自体骨植入,一般需将植入骨块与下方颧骨体用螺钉进行固定,可沿皮肤纹理作一条 3mm 长的小切口,以方便贴附式植骨块的坚固内固定。

5) 用生理盐水冲洗伤口,彻底止血后,缝合切口。可放置 1 根橡皮引流条,并将引流条与黏膜缝合 1 针固定,防止其滑入伤口内。

6) 术后常规应用抗生素防止伤口感染。面部弹性绷带包扎 5~7 天,橡皮引流条在术后 1~2 天取出,7~9 天拆线。

(2) 眶下缘切口入路

1) 在眶下缘处距下睑缘 2~3mm 处作一长 2~3cm 与眼轮匝肌平行的弧形切口,外眦侧斜向外下。

2) 切开皮肤与皮下组织,在切口平面下 0.5cm 剥离眼轮匝肌及眶隔组织达眶下缘骨膜,切开骨膜后沿标定移植范围剥离出移植腔隙,勿作过度剥离以免腔隙过大植入体移位。剥离时注意勿损伤眶下血管神经。

3) 将骨代用品植入腔隙内,观察整复效果,调整好位置,修整塑形满意后保持植入体位置稳定,用小型螺钉固定于颧骨表面。

4) 用生理盐水冲洗伤口,彻底止血后,分层缝合切口。缝合时注意眼轮匝肌对位良好,皮肤采用最小瘢痕形成的缝合技术。

5) 适当加压弹性绷带包扎,术后 7 天拆线。

2. 假体植入

(1) 先用亚甲蓝溶液在颧部皮肤上标出需要增高的位置和范围。

(2) 在口内一侧前庭沟偏颊侧 6mm 处切开黏膜、黏膜下层及骨膜。根据标出的位置和范围从上颌骨外侧表面向上分离至颧骨表面,勿作过度剥离,以免隧道腔隙过大导致植入体移位。

(3) 将假体试行植入后观察整复效果,雕刻修整假体,并将假体朝向颧骨面打磨粗糙,形态满意后保持植入体位置稳定。

（4）缝合切口，面部用弹性绷带包扎 5~7 天，10 天拆线。

3. 骨切开植骨术

（1）采用上颌前庭沟入路，两侧类似于上颌 Le Fort Ⅰ型骨切开术时的黏膜切口。

（2）沿上颌骨表面向上翻起黏骨膜瓣暴露颧骨及颞突表面。剥离时注意保护位于上颌骨前面自眶下孔发出的眶下神经血管束，眶下孔位于眶下缘中点下方约 5mm 处，在沿上颌骨前面向上翻起黏骨膜瓣时，要注意翻瓣的高度及眶下孔周围软组织的张力。

（3）在颧骨颞突根部距眶外侧缘 5mm 处向前下方将颧弓与颧骨体部的连接处切开，此时撬动颧弓部骨段有一定的活动度。在作颞突骨切开时务必在颞突内放入一器械，注意保护位于颞下窝内及颧弓表面的重要解剖结构，如翼静脉丛、面神经颞支等。

（4）在颧弓与颧骨体断面间插入自体骨，修整植骨块的大小，形态恢复满意后用微型螺钉夹板。植骨时，要注意颧弓的弹性范围，一般插入 5~6mm 的骨块或骨代用品不会导致颧弓骨折。

（5）用生理盐水冲洗伤口，彻底止血后，缝合口内切口，放置橡皮引流条，并将引流条与黏膜缝合 1 针固定，防止其滑入口内。

（6）术后常规应用地塞米松（10mg/d）2~3 天以减轻面部肿胀，静脉注射抗生素 5~6 天，防止伤口感染。

第二十节　下颌骨牵张术

【概述】

下颌骨牵张术（mandibular osteogensis distraction）主要包括下颌骨（体或支）的延长、下颌中线的扩张及节段性骨缺损的整复等。

1. 下颌垂直骨牵张　主要用于升高下颌支。一般在下颌孔与乙状切迹之间作骨切开后经口内途径安置牵张器，牵张器长轴方向与下颌体长轴或下颌𬌗平面的前交角约为 90°。随着下颌支的逐渐延长，后牙会出现开𬌗。

2. 下颌水平骨牵张　主要用于延长下颌体。骨切开部位在磨牙后区的下颌体,牵张器长轴应平行于下颌殆平面安置,如果牵张器平行于下颌骨下缘安放,可能会出现前牙开殆。

3. 下颌斜行骨牵张　可同时增加升支高度和延长下颌体长度。一般选择在下颌角处作斜行骨切开术,由于牵张方向与下颌殆平面有一定夹角,因而下颌斜行骨牵张后可致前牙开殆。

【适应证】

1. 下颌骨发育不足。

2. 半侧颜面短小畸形。

3. 下颌骨及牙弓扩宽。

4. 颌面创伤后继发颌面畸形和骨质缺损。

5. 肿瘤切除术后下颌骨缺损。

6. 阻塞型睡眠呼吸暂停低通气综合征。

7. Pierre-Robin 综合征。

8. Trecher-Collins 综合征。

【手术步骤】

1. 麻醉　一般在经鼻腔插管全麻下进行骨切开术和牵张器的安放和固定。

2. 软组织切开与显露

(1) 根据牵张器放置部位设计软组织切口。由于下颌骨牵张部位多选择在不破坏牙列完整性的磨牙后区,因此,切口通常沿下颌支外斜线走行,长度为 3cm 左右。

(2) 全层切开黏骨膜,在骨膜下小心剥离,暴露下颌骨颊侧骨板、下颌角与牙槽嵴。

(3) 骨切开线位置与方向应根据下颌骨延长要求与矫治目的而定。

1) 如果需要水平延长下颌体,骨切开线通常设计在最后一颗磨牙后5~6mm 处并与下颌殆平面垂直。

2) 如果需要垂直增长下颌支,水平骨切开线一般作在下颌孔的稍上方,也可作在下颌孔的下方但不能切断下牙槽神经血管束。

3) 若需要同时延长下颌体与下颌支,这时的骨切开线应该从磨牙后区斜向后达下颌角,骨切开线愈向后上倾斜,增高下颌支高度愈多,反之延长下颌体长度愈多。

3. 骨切开　切骨方式既可选择骨皮质切开,也可行骨切开术。

4. 临床多采用保留下牙槽神经血管束完整性的骨切开术。在预计行骨切开处的颊侧骨板用往复锯或细长裂钻作骨切开标记线。用往复锯先切开下颌下缘颊舌侧骨板,在估计距下颌管下 3mm 的地方停止向上切割;然后将锯片转向颊侧切开颊侧骨皮质;最后从牙槽嵴向下切开颊舌侧骨板,同样在估计距下颌管上方 3mm 处停止切割。

5. 如果作骨皮质切开术,则需要把围绕颌骨的四周骨皮质完全切开,舌侧骨皮质未完全切开可造成牵开失败或牵张间隙呈 V 形而非平行牵开。

6. 安置牵张器

(1) 完成骨切开后根据术前设计的位置和方向紧贴颊侧骨面安放牵张器。

(2) 当固定好牵张器后,用一把骨刀从牙槽骨垂直骨切开处偏舌侧插入,轻轻凿断先前保留的部分舌侧骨皮质桥,使骨切开线完全分开。这时可尝试启动牵张器的牵开装置牵拉或扩张两骨断端 2mm 左右的间隙,以确认骨切口四周是否被完全离断。

7. 缝合　用水平褥式加间断缝合口内黏骨膜切口,尽量覆盖牵开装置只留加力螺杆顶端至口腔内。

【注意事项】

1. 术后常规用抗生素预防感染并加强漱口保持口腔清洁卫生。

2. 术后 8~10 天拆除缝线。

3. 牵张条件　间歇 5~7 天后,以每天 1mm 的速率牵张下颌骨。每日加力 2 次,每次牵开 0.5mm,每次间隔 12 小时。如果患者感觉明显疼痛,可适当增加牵张频率。在下颌延长过程中,通过 X 线片了解牵张间隙的变化情况。

4. 拆除牵张器　牵张装置拆除时机最好根据 X 线检查结果来决定,一般在牵张结束后 8~12 周拆除,这时的新骨组织已逐渐成熟钙化并具有相当力学强度。拆除牵张器可以在局部麻醉下进行。在骨牵张器去除后即可开始术后正畸治疗。

第二十一节　上颌骨牵张术

【概述】

牵张成骨术在口腔颌面外科较早应用于下颌骨。而上颌骨牵张术（maxillary osteogensis distraction ）是在 20 世纪 90 年代中期以后才有陆续报道。

【适应证】

1. 成人上颌横向发育不足。

2. 腭裂术后继发上颌发育不足。

3. 唇腭裂患者伴面中份严重发育不足。

4. 各种先天性颅面发育不全综合征。

5. 由于创伤等其他原因造成的严重面中份后缩畸形。

【手术步骤】

1. 上颌骨横向牵张　上颌横向发育不足导致的上颌牙弓狭窄和牙列拥挤是临床常见的一种牙颌畸形。正畸所使用的上颌快速扩大（rapid maxillary expansion, RME）技术在口腔正畸的应用已有很长的历史。RME 是通过特制扩弓器分离腭中缝，被认为是矫治处于生长发育期儿童上颌横向发育不足的有效方法。上颌牙弓扩大后矫治器仍要保持 5 个月，以利于腭中缝和相关骨缝系统的改建。对于骨缝已闭合的成年患者难以达到效果，或效果不稳定。近年来，利用骨牵张术矫治成人上颌横向发育不足取得了稳定的治疗效果。

2. 骨牵张矫治腭裂术后继发上颌发育不足　绝大部分唇腭裂术后患者均存在继发颌骨畸形，尤其是上颌骨在三维空间的发育不足。唇腭裂患者上颌骨发育不足畸形的发生除由于裂隙本身因素外，更重要的是由于腭裂修补术瘢痕形成的阻碍，部分上颌骨需要大幅度前移（大于 6mm）的患者，传统的正颌术式难以实现，而且术后复发率极高。

（1）颅骨支持式上颌骨牵：DO 术前在磨牙上安置带环和粘贴锁槽，利用唇弓或夹板将各段上颌骨连成一整体，同时还用腭杆加固。然后作 Le Fort Ⅰ型骨切开术，将口外牵张器一端固定于唇弓或夹板上，通过头帽式支撑装置逐渐前徙各段上颌骨。

（2）口内骨支持式上颌前牵张：由于上颌骨形态和结构特殊，加之腭裂患者的骨质发育不全，用这种方法不易获得足够的骨量来固定或支持牵张器前徙上颌骨。为了解决这个问题可考虑行阶梯状改良 Le Fort Ⅰ型骨切开术，在垂直骨切开线两侧安置牵张器前徙上颌骨。

【手术步骤】

以上颌骨 Le Fort Ⅰ型牵张成骨术为例。

1. 麻醉　经鼻腔气管内插管全身麻醉。

2. 软组织切开与显露

（1）切口设计在唇颊沟与前庭沟黏膜转折处向上 5~6mm 处。自一侧颧牙槽嵴后方（第二磨牙根尖）向前越过中线，止于对侧颧牙槽嵴后方。

（2）在上颌颊侧前庭沟用电刀逐层切开黏膜下组织和肌肉直达上颌骨面。切开黏骨膜后，用骨膜剥离器在骨膜下剥离术区软组织，向上剥离显露上颌骨前外侧壁及梨状孔边缘，至眶下孔下方；向后过颧牙槽嵴，并沿上颌结节的弧形骨面潜行剥离直达翼上颌连接处；然后剥离双侧鼻底黏骨膜。最后暴露鼻中隔基底部的梨骨。

3. 骨切开

（1）用小球钻或细裂钻标记上颌骨水平骨切开线。将牵开器置于翼上颌连接处，暴露颧牙槽嵴区。用往复锯自颧牙槽嵴后方上颌结节处开始，在直视下沿设计好的切骨线斜向前上，锯开上颌骨前外侧壁至梨状孔边缘。

（2）用大骨膜剥离器置于鼻腔外侧骨壁与鼻底黏骨膜之间，以保护鼻底黏膜，然后用薄骨刀沿标记好的骨切开线，轻敲骨刀从前向后逐渐切开鼻腔外侧骨壁。

（3）再用小骨刀从已被切开的上颌骨外侧骨间隙中插入，向内切开上颌窦后壁。同法切开对侧上颌骨。

（4）用专用的鼻中隔骨凿自上颌前鼻棘处向后将鼻中隔软骨及梨骨与上颌骨分离。

（5）用弯骨刀紧贴上颌结节后份骨面，刀刃略斜向下插入翼上颌缝处。将另一只手的示指放在翼上颌连接对应的腭黏膜处。

（6）用手指按住前鼻棘两侧下方的前部牙槽突，用力向下压上颌骨段，完全离断其各壁之骨性连接。折断降下上颌骨的同时用骨膜剥离器向后分离鼻底黏膜。

（7）在上颌骨后方插入 2 个上颌骨专用牵开器，向前牵拉松动上颌骨。也可用 2 把上颌骨专用钳分别把持住硬腭鼻腔面与口腔面,向下向前游离松动上颌骨。

4. 安置牵张器

(1) 采用上颌窦内置式牵张器,在截骨线的上下端分别固定牵引器的固定装置。应注意,双侧牵张器导杆长轴的方向必须相互平行并与面中线一致。

(2) 安置完成后,可尝试启动牵张器的牵开装置牵拉或扩张两骨断端 2mm 左右的间隙,观察牵引器安置的方向是否达到术前设计要求,并确认骨切口四周是否被完全离断。

(3) 对伤口进行冲洗缝合,并暴露牵引杆于口腔中。使用无菌螺钉将牵引器外支架对称性地固定于双侧颞区颅骨外板骨面上。

【注意事项】

1. 患者麻醉苏醒后置 30°~35° 仰卧位。

2. 及时吸引清除口鼻分泌物,同时用麻黄碱滴鼻液收缩鼻腔黏膜。

3. 术后常规用抗生素预防感染并加强漱口保持口腔清洁卫生。

4. 术后 3~5 天可安装口内牙弓夹板与牵引钩。

5. 牵张条件 间歇 5~7 天后,以每天 1mm 的速率牵张下颌骨。每日加力 2 次,每次牵开 0.5mm ,每次间隔 12 小时。如果患者感觉明显疼痛,可适当增加牵张频率。在下颌延长过程中,通过 X 线片了解牵张间隙的变化情况。

6. 拆除牵张器 牵张装置拆除时机最好根据 X 线检查结果来决定,一般在牵张结束后 8~12 周拆除,这时的新骨组织已逐渐成熟钙化并具有相当力学强度。拆除牵张器可以在局部麻醉下进行。在骨牵张器去除后即可开始术后正畸治疗。

第二十二节 上下颌同期骨牵张术

【概述】

上下颌同期骨牵张术(maxillary and mandibular osteogensis distraction)主要应用于半侧颜面发育不全、偏面萎缩畸形,以及其他原因所致的上下颌骨发育性畸形。

【适应证】

1. 半侧颜面发育不全。

2. 偏面萎缩畸形。

3. 其他原因所致上下颌骨发育性畸形。

【手术步骤】

1. 麻醉　经鼻腔气管内插管全身麻醉。

2. 下颌手术要点　采用患侧下颌下切口,切开皮肤、皮下组织以及颈阔肌,向上潜行分离掀起软组织瓣,在下颌骨下缘切开骨膜,于骨膜下剥离,暴露下颌升支及外侧骨板,在相当于下颌平面位置行下颌升支水平截骨,安置牵张器。

3. 上颌手术要点　于上颌前庭沟距黏膜转折处约 5mm 靠近黏膜处作切口,在骨膜下剥离充分暴露上颌骨。于健侧行 Le Fort Ⅰ 型骨切开术,患侧梨状孔外缘至颧骨相当于眶下缘约 5~10mm 水平面截骨,继而在上颌第二磨牙远中转向下垂直截骨,安置牵张器。

【注意事项】

1. 术后常规用抗生素预防感染并加强漱口保持口腔清洁卫生。

2. 术后 8~10 天拆除缝线。

3. 牵张条件　间歇 5~7 天后,以每天 1mm 的速率牵张下颌骨。每日加力 2 次,每次牵开 0.5mm ,每次间隔 12 小时。如果患者感觉明显疼痛,可适当增加牵张频率。在下颌延长过程中,通过 X 线片了解牵张间隙的变化情况。

4. 拆除牵张器:牵张装置拆除时机最好根据 X 线检查结果来决定,一般在牵张结束后 8~12 周拆除,这时的新骨组织已逐渐成熟钙化并具有相当力学强度。拆除牵张器可以在局部麻醉下进行。在骨牵张器去除后即可开始术后正畸治疗。

5. 可与牵张成骨结束后 6~8 个月行皮下软组织重建。

第二十三节   牙槽骨牵张术

【概述】

牙槽骨牵张术（alveolar osteodistraction）是利用牵张成骨原理，缓慢牵拉附着有黏骨膜的游离端骨段，使其与基底骨段之间形成新骨的技术，可对局部牙槽嵴或全牙槽嵴进行增高。根据牵张方法分为垂直牵张术与水平牵张术，分别适用于修复冠根向与颊舌向的缺损。

【适应证】

1. 广泛性牙槽嵴萎缩。

2. 个别牙缺失后的牙槽嵴萎缩。

3. 因外伤或肿瘤造成的牙槽骨缺损。

【手术步骤】

以牙槽骨垂直牵张术为例。

1. 麻醉　经鼻腔气管内插管全身麻醉。

2. 软组织切口与显露　沿前庭沟作水平切口，切口离开附着龈 5mm，翻瓣暴露牙槽骨。

3. 骨切开　使用螺钉将牵张器的上下固定脚暂时固定，并通过调节固定脚是牵张器与骨面贴合。严格检查牵张期安置的方向是否符合术前设计。用小球钻或细裂钻，根据牵张器所在的位置标记骨切开线，移除牵张器。使用往复锯完成水平、垂直向截骨。应注意，垂直截骨时需要向侧方偏斜一定角度，以免下方的截骨边缘形成倒凹；当截骨完毕后，如果必要则采用小骨凿小心将游离骨断离断。

4. 安置牵张器　再次安装牵张器，用螺钉固定牢固。为确定牵张器功能正常，应在目标范围内上下拉动牵张器。

5. 缝合　分层缝合口内切口，将牵张器的调控部件暴露于口腔内。

【注意事项】

1. 术后常规用抗生素预防感染并加强漱口保持口腔清洁卫生。

2. 术后 8~10 天拆除缝线。

3. 牵张条件　间歇 5~7 天后，以每天 1mm 的速率牵张下颌骨。每日加力

2 次,每次牵开 0.5mm ,每次间隔 12 小时。如果患者感觉明显疼痛,可适当增加牵张频率。在下颌延长过程中,通过 X 线片了解牵张间隙的变化情况。

4. 拆除牵张器:牵张装置拆除时机最好根据 X 线检查结果来决定,一般在牵张结束后 8~12 周拆除,这时的新骨组织已逐渐成熟钙化并具有相当力学强度。拆除牵张器可以在局部麻醉下进行。

5. 在拆除牵张器的同时,可向增高的牙槽骨内植入种植体。无论使用何种类型的种植钉,种植体上部结构的修复都应在 3 个月后进行。

第二十四节　髁突牵张术

【概述】

1997 年应用输送盘牵张成骨术(transport disc distraction osteogenesis)对骨性颞下颌关节强直患者进行下颌髁突的重建,并取得较好的临床治疗效果。

【适应证】

1. 颞下颌关节强直患者的髁突重建及继发颌面畸形矫治。

2. 因炎症、创伤、肿瘤切除、先天畸形等原因造成的颞下颌关节缺损和破坏。

3. 青少年髁突重建患者。

【手术步骤】

与常规关节手术及牵张器植入手术的手术入路及手术原则一致,具体要点如下:

1. 去除骨球,保留 1~1.5cm 的去骨间隙。

2. 制备关节窝,并以颞筋膜瓣覆盖关节窝。

3. 从升支前缘取部分带蒂颊脂垫充填去骨间隙,以减少复发。

4. 下颌下切口暴露升支,在升支后缘行倒 L 形骨切开术,制备宽约 1cm、长约 1.5cm 的输送盘,但并不离断骨切开线,确定牵张器固定位置后,劈开输送盘骨切开线,按预定位置安置牵张器。牵张方向应以输送盘顶端与关节窝连线为好。输送盘顶端可适当打磨圆钝,使之有利于外形改建。在整个过程中,应小心保护输送盘内侧肌肉与骨膜附着及下牙槽神经血管束。

【注意事项】

1. 术后常规用抗生素预防感染并加强漱口保持口腔清洁卫生。

2. 经过 5~7 天的间隙期后即可开始牵张。

3. 一般以 2 次 / 日、每次 0.5mm 的牵张速率(1mm/d)进行。

4. 在 3~5 个月固定期后取出牵张器。

(李继华　姜　楠)

第二十五节　颞下颌关节成形术

【概述】

颞下颌关节成形术(arthroplasty of temporomandibular joint),又称假关节形成术,根据病变部位、范围,切除粘连所形成假关节的部位不同,分为高位颞下颌关节成形术和低位颞下颌关节成形术。

【适应证】

关节内强直。

【禁忌证】

1. 全身情况不能耐受全麻手术者。

2. 关节外强直。

3. 关节强直合并化脓性中耳炎(相对禁忌证)。

【手术步骤】

1. 高位颞下颌关节成形术。

(1) 麻醉:经鼻腔插管全身麻醉。

(2) 软组织切口:采用耳前进路,在耳前区作问号形或角形切口。

(3) 显露关节区:按设计切口显露手术野。可见腮腺咬肌筋膜覆盖腮腺上份,遮盖颞下颌关节的浅面。在相当于颧弓根部。关节及髁突的位置在颧骨颧突的下方及其深面。沿颧骨颧突或颧弓下缘切开骨膜,显露髁突所在的关节区。

(4) 截骨:一般以乙状切迹是否存在及其大小判断病变粘连的范围。

1) 若乙状切迹接近正常,则病变粘连范围多局限于关节区。在病变区域相当于关节凹至乙状切迹之间切除一段病变骨质约 1~1.5cm。

2）若术中发现乙状切迹尚存,可用线锯切骨,先锯断下骨断面,再锯断上骨断面。

（5）修整骨断面:病变骨质切除后,为了减少术后复发,应尽量仔细地切除内侧骨膜。并将下骨断面修整成类似髁突的断面。

（6）缝合创口:从切口下缘安置橡皮引流条,分层缝合伤口,加压包扎。

2. 低位颞下颌关节成形术

（1）麻醉:经鼻插管全身麻醉

（2）切口:采用颌下入路,在下颌下作一长约 8~10cm 的弧形皮肤切口。

（3）显露下颌升支及病变区:沿切口切开皮肤、皮下组织、浅筋膜及颈阔肌,牵开创缘,在咬肌附丽的前方,相当于角前切迹处,分离、结扎切断面动脉及面静脉。沿下颌角及下颌骨下缘切开骨膜及咬肌附丽,显露下颌升支外侧骨面,向上直至乙状切迹平面,再往上牵引即可显露病变区骨质。

（4）截骨

1）一般选择在病变下方,乙状切迹与下颌孔之间切断下颌支。切骨方法同高位成形术。

2）下颌支切断后,用咬骨钳或骨凿去除骨断面的骨质,使其保持 1~1.5cm 间隙,并使下颌支前后缘及内外缘之间有同样宽度。空隙可做材料填充或采用咬肌与翼内肌相对缝合。

3）若病变范围很广,骨切开的平面也可下降至下颌孔平面以下。根据病变情况,按上法去除骨断面骨质,使两骨断面间保持 1cm 以上距离,将咬肌与翼内肌相对缝合。

（5）缝合伤口:冲洗创口,检查无明显活动出血后,置引流条,分层缝合,加压包扎。

【注意事项】

1. 手术当日禁食。

2. 一般术后疼痛不严重,多数患者可耐受。必要时可以使用止痛药或镇痛泵。

3. 手术当日和术后 1~3 天可冰敷手术部位减轻肿胀。

4. 手术当日和术后 1~3 天可使用地塞米松减轻术后肿胀。

5. 术后进流质或半流质饮食,置有插补物者,应限制下颌运动至拆线后。

6. 酌情通过静脉给予抗生素预防感染。

7. 留置的引流条或负压引流应在术后第 2~3 天拔除(通常单侧引流量少于 10ml)。

8. 术后第 6~7 天拆除皮肤缝线(选用可吸收缝线者可不用拆线)。

9. 早日进行开口练习,一般在拆线后开始,至少坚持半年以上,如同期施行双侧颞下颌关节成形术者,术后应在𬌗面加用薄橡皮垫、行颌间牵引,固定 2 周左右,在牵引固定时,可兼行开口练习。

第二十六节 关节盘成形复位术

【概述】

关节盘成形复位术(surgical plasty and reposition of the disk)首次于 1979 年由 Mc Carty 报道用于治疗关节盘前移位。关节盘成形复位术恢复关节盘生理位置,从而改善关节紊乱症状。

【适应证】

1. 各种可复性关节盘移位,保守治疗失败和关节镜外科治疗失败者。

2. 各种不可复性关节盘移位,保守治疗失败和关节镜外科治疗失败者。

3. 关节盘双板区损伤、松脱,保守治疗失败和关节镜外科治疗失败者。

【禁忌证】

1. 全身情况不能耐受全麻手术者。

2. 关节盘变性、穿孔破坏者。

3. 有明显心理精神因素者慎重。

【手术步骤】

1. 麻醉 经鼻腔气管内插管全身麻醉。

2. 软组织切口 在耳面交界处的皮肤皱纹处作垂直手杖形切口,然后在垂直切口的耳轮脚处呈约 140° 向前弯向发际内。沿画出的切口线作切口,在颞深筋膜和腮腺咬肌筋膜浅层锐剥离,翻开皮肤瓣,可见颞浅动脉和静脉。

3. 剥离显露

(1) 将颞深筋膜瓣向前翻开到颧弓关节结节区的颞下颌韧带浅面。继之沿颞浅动脉向腮腺深层,在腮腺后极和外耳道软骨间作钝剥离。

（2）沿颞浅动脉钝剥离至相当于髁突颈部处结扎切断颞浅动脉,显露颞下颌韧带和关节囊组织。

（3）向后、向前推移下颌骨及向下牵拉髁突,确定髁突的位置。

（4）沿关节结节和关节窝外侧缘切开直到骨面,此时已切开关节上腔,再向后切到关节囊与关节盘双板区融合处,完全暴露关节上腔。

4. 打开关节下腔

（1）显露关节上腔后即可见到移位的关节盘。沿关节盘在髁突外侧附着处作水平切口到骨面,从外侧缘掀起关节盘,即可显露关节下腔,并将切口向后延伸至关节盘双板区。探查下颌运动时关节盘活动情况。

（2）在关节结节和髁突处,分别钻入 1 根不锈钢针,安置好增宽关节腔维持器,并调节其螺丝,使关节腔扩大到需要的程度。

5. 复位关节盘

（1）根据关节盘具体情况使关节盘复位,如关节盘前移位,则要缩紧松驰的双板区,缩紧后多余的双板区组织应切除,切除的宽度取决于病变的范围和关节盘是否已复位至正常位置。

（2）关节盘复位后,用 5-0 丝线垂直 8 字缝合或间断缝合,生理盐水冲洗关节下腔,妥善止血。

（3）用 3-0 丝线间断缝合关节盘外侧附着处,关闭关节下腔,然后去除增宽关节维持器。通过夹持于下颌角的巾钳模拟下颌运动对关节盘的位置进行复查。

6. 缝合伤口　冲洗关节上腔,妥善止血。3-0 丝线间断缝合关闭关节囊,去除下颌角部的巾钳,缝合筋膜组织瓣。皮下作连续缝合,皮肤 5-0 丝线间断缝合,加压包扎。

【注意事项】

1. 术后常规静脉输注抗生素预防感染。

2. 创口加压包扎至拆线,5~7 天拆线。

3. 术后 1 周内进流质饮食,1 周后进半流质,并逐渐恢复进饮食和一般食物,不宜吃过硬食物。

4. 术后如有手术侧后牙轻度开𬌗可不必处理。

5. 术后 1 周应作开口练习,除主动运动练习外应适当作被动开口运动练习,练习 1 周后开口度应达到 2cm,2 周后应达到 2.5~3cm,1 个月时应达 3.5~3.8cm,开口练习至少应坚持半年。

6. 如术后咬合不稳定,应调殆或作殆垫治疗。

第二十七节 关节盘穿孔修补术

【概述】

颞下颌关节盘穿孔是颞下颌关节紊乱骨关节病中的一种病症,颞下颌关节盘穿孔修补术(surgical repair of perforative disks)的原则是尽量保留残余的关节盘,恢复关节的正常结构,最终达到修复关节正常功能的目的。

【适应证】

1. 关节盘穿孔经各种保守治疗失败者。

2. 关节盘穿孔经关节镜外科治疗失败者。

【禁忌证】

1. 全身情况不能耐受全麻手术者。

2. 关节盘穿孔范围过大。

3. 关节盘明显退行性改变。

【手术步骤】

1. 麻醉、软组织切口、剥离显露及打开关节下腔 同第六章"第二十六节 关节盘成形复位术"。

2. 修补关节盘 根据术前关节造影诊断或关节镜检所见,探查关节盘及其附着情况。发现穿孔处后,用细长的直角钳在双板区穿孔处后方与关节囊后壁之间钳夹后,然后在穿孔处前方,关节盘后带和双板区交界部之后 1~2mm 处切开穿孔处之前缘,再在钳喙前缘切开穿孔处后缘,取出该块组织。然后缝合关节盘的新鲜前后创缘完成修复。

3. 缝合伤口 同第六章"第二十六节 关节盘成形复位术"。

【注意事项】

同第六章"第二十六节 关节盘成形复位术"。

第二十八节　关节盘摘除术

【概述】

关节盘摘除术(diskectomy)于1940年后为学者们普遍所采用。但近十几年来一些学者通过长期临床观察发现关节盘摘除后会出现关节破坏,甚至出现纤维性强直等,因此关节盘摘除术的适应证现已大大缩小。

【适应证】

1. 关节盘本体穿孔。

2. 关节盘畸形,过于变薄或增厚。

3. 关节盘明显退行性改变。

4. 关节盘变硬,钙化。

5. 关节盘双板区穿孔过大,双板区明显退行性变无法修复者。

6. 颞下颌关节紊乱病,经多疗程保守治疗仍有疼痛并严重影响下颌功能者。

【禁忌证】

1. 全身情况不能耐受全麻手术者。

2. 关节盘穿孔可修补者。

3. 有明显心理精神因素者慎重。

【手术步骤】

1. 麻醉、软组织切口、剥离显露及打开关节下腔　同第六章"第二十六节 关节盘成形复位术"。

2. 摘除关节盘

(1) 用组织钳夹持关节盘外侧部用力向后外侧拉紧,再用长弯剪伸到髁前附着处,在此将关节盘前缘与关节囊和翼外肌附着处剪断。用蚊式血管钳夹紧于关节盘双板区和关节囊后壁交界处,然后切断关节盘后方附着。

(2) 拉紧夹持于关节盘外侧的组织钳向外后方,用手术刀切断盘与关节囊相连接的前内侧面。

(3) 用两个组织钳分别夹住关节盘外侧的前后两端,并用力向外拉紧,可见到关节盘内侧部分,用刀切开后关节盘即可摘出。

3. 缝合伤口　同第六章"第二十六节　关节盘成形复位术"。

【注意事项】

1. 术后常规抗生素。

2. 创口加压包扎至拆线,5~7 天拆线。

3. 术后 1 周内进流质饮食,1 周后进半流质,并逐渐恢复进饮食和一般食物,不宜吃过硬食物。

4. 双侧关节盘摘除术,术后 1 周出现前牙开𬌗,则应做颌间牵引恢复𬌗关系,直到拆去颌间牵引 1~2 天后仍不出现前牙开𬌗为止,一般需要 2 个月左右,在颌间牵引期间仍可作开口运动练习。

5. 术后 1 周应作开口练习,除主动运动练习外应适当作被动开口运动练习,练习 1 周后开口度应达到 2cm,2 周后应达到 2.5~3cm,1 个月时应达 3.5~3.8cm,开口练习至少应坚持半年。

6. 如术后咬合不稳定,应调𬌗或作𬌗垫治疗。

第二十九节　髁突高位切除术

【概述】

1957 年 Henny 首先采用了髁突高位切除术(condylectomy)治疗顽固性疼痛的颞下颌关节炎,从而结束了长期以来保守治疗对器质性颞下颌关节紊乱无效的局面,也避免了髁突全切术及关节盘摘除术这类根治性手术术后所造成的严重并发症。

【适应证】

1. 各种颞下颌关节紊乱病有关节区疼痛经多疗程保守治疗无效,严重影响下颌功能者。

2. 颞下颌关节骨关节炎经关节镜外科治疗无效者。

3. 颞下颌关节创伤性关节炎,髁突囊内骨折,经保守治疗或关节镜外科治疗无效仍有严重疼痛严重影响下颌功能者。

【禁忌证】

1. 全身情况不能耐受全麻手术者。

2. 有明显心理精神因素者慎重。

【手术步骤】

1. 麻醉　局部阻滞麻醉＋局部浸润麻醉,必要时也可用经鼻腔气管内插管的全身麻醉。

2. 软组织切口及剥离显露　同第六章"第二十六节　关节盘成形复位术"。

3. 打开关节下腔　在颞下颌韧带和关节囊外作 T 形切口,显露关节盘的髁突外侧附着处。沿关节盘的髁突外侧附着处作水平切口到骨面,翻开关节盘,显露关节下腔的髁突。

4. 切削髁突　探查髁突后,如有小骨折片应取出,然后作高位切除术。可用来复锯在离髁突顶面 2mm 处将高位髁突截断,也可用骨锉磨去顶部骨质 2mm。

5. 缝合创口

(1) 检查出血点,止血。

(2) 间断缝合切开的关节盘外侧附着部,关闭关节下腔。

(3) 间断缝合 T 形切口,关闭切开的关节囊和颞下颌韧带。

(4) 缝合筋膜组织瓣,止血良好者不必置引流条。

(5) 皮下作连续缝合,皮肤用 5-0 丝线间断缝合,加压包扎。

【注意事项】

1. 术后常规抗生素。

2. 创口加压包扎至拆线,5~7 天拆线。

3. 术后 1 周内进流质饮食,1 周后进半流质,并逐渐恢复进饮食和一般食物,不宜吃过硬食物。

4. 术后 1 周应作开口练习,除主动运动练习外应适当作被动开口运动练习,练习 1 周后开口度应达到 2cm,2 周后应达到 2.5~3cm,1 个月时应达 3.5~3.8cm,开口练习至少应坚持半年。

5. 如果为双侧髁突高位切削术,术后出现前牙开𬌗者应在术后 1 周做颌间牵引。

6. 如术后咬合不稳定,应调𬌗或作𬌗垫治疗。

第三十节 颞下颌关节镜外科

【概述】

颞下颌关节镜外科(arthroscopic surgery of temporomandibular joint)通过颞下颌关节内镜可直接洞察和揭示以往无法获知的关节腔内活体结构的正常和病理情况,是一种研究、诊断和治疗颞下颌关节病有效的重要手段。

【适应证】

分为诊断性关节镜和治疗性关节镜,一般提倡诊治同期完成。

1. 诊断性关节镜

(1) 临床上怀疑有关节病,无法被其他检查手段所确诊。

(2) 无法解释的、持续性的、对非手术治疗无效的 TMJ 疼痛或张口受限。

(3) 其他诊断手段所见确认需手术治疗。

(4) 被怀疑的病变需行钳取活检。

2. 治疗性关节镜

(1) 关节盘移位。

(2) 纤维性强直。

(3) 骨关节炎。

(4) 疼痛性半脱位和复发性脱位。

(5) 滑膜炎。

(6) 化脓性关节炎。

(7) 类风湿性关节炎。

(8) 滑膜软骨瘤病。

(9) 髁突下骨折。

(10) 全关节重建。

【禁忌证】

1. 全身情况不能耐受全麻手术者。

2. 有明显心理精神因素者慎重。

【手术步骤】

1. 体位与麻醉　如仅进行关节镜检查及简单的灌洗术,患者可采用坐位。如需同时进行其他手术则取卧位为宜。一般采用2%的利多卡因(不含肾上腺素)作局部浸润及关节上腔内麻醉,配合耳颞神经阻滞麻醉。

2. 术前准备

(1) 关节腔穿刺建立灌流通道。

(2) 穿刺置入关节镜外套管。

(3) 建立生理盐水灌流通道。

(4) 置入关节镜检查视野。

(5) 连接摄像机及监视录像系统。

3. 直视下施行关节内手术　在完成关节镜检查,弄清病变情况后,如需进行预定的治疗性关节内手术,即可继续施行。关节镜手术有多重式式,包括:

(1) 关节内镜外科松解灌洗术(arthroscopic surgical lysis and lavage);

(2) 内镜下关节盘复位术(disc reposition by arthroscopic surgery);

(3) 内镜直视滑膜下硬化剂注射法(sclerotherapy);

(4) 内镜下的关节盘成形复位术(disc repair and reposition by arthroscopic surgery);

(5) 内镜下磨削性关节成形术(arthroscopic arthroplasty)。

4. 检查治疗后处理　检查结束后,退出关节镜,冲洗关节腔,而后拔出关节镜外套管。在穿刺点皮肤切开处缝合1针后,再由灌洗针注入醋酸泼尼松龙12.5mg或醋酸可的松0.5ml,以减轻术后反应。最后拔出灌洗针,以灭菌敷料覆盖第一和第二穿刺点,局部加压10分钟。

【注意事项】

1. 在内镜导航下关节盘复位相关手术中,在麻醉苏醒后需戴入预制的咬合板,以轻微升高患侧咬合,防止复位的关节盘再移位复发。术后全天戴咬合板并限制大张口约3周。

2. 服用流食2~3周。

3. 适当使用抗生素3~5日。

(祝颂松　毕瑞野)

第三十一节　髁突切除术

【概述】

髁突切除术(condylectomy)是一种将病变的髁突组织切除的手术,主要适用于颞下颌关节器质性骨关节病、髁突增生肥大、髁突肿瘤等病变的治疗。髁突切除术早期被用于治疗髁突肥大,后也被用于治疗颞下颌关节紊乱病和顽固疼痛性颞下颌关节骨关节炎。

【适应证】

1. 颞下颌关节器质性骨关节病伴有明显疼痛症状。

2. 髁突增生肥大导致下颌偏斜、咬合关系紊乱。

3. 髁突肿瘤性病变。

【禁忌证】

1. 全身情况不能耐受全麻手术。

2. 颞下颌关节紊乱病患者伴有明显精神因素。

3. 颞下颌关节疼痛症状由肌肉痉挛引起。

【手术步骤】

1. 麻醉　手术在经气管插管全身麻醉下进行。

2. 术区准备　常规消毒铺巾,头偏向健侧。

3. 切口　可采用耳前拐杖形、角形或直切口,依次切开皮肤、皮下组织、颞深筋膜浅层,注意保护颞浅动、静脉及面神经,钝性分离关节外侧软组织,暴露关节囊;在关节囊的外侧面作 T 形切口,显露关节上腔及关节盘外侧面,然后水平切开关节盘在髁突外侧的附着,抬起关节盘,显露下腔及髁突。

4. 切除髁突　采用往复锯或电钻在髁突关节面下方 2~3mm 处截断髁突顶端,将翼外肌附着纤维剥离后,切除的髁突骨片即可取出。然后将下颌骨向下牵拉,用剥离器伸到髁突的内侧予以抬高,用大球钻、磨头及骨锉等工具修整髁突,使之平滑、圆润。

5. 缝合　冲洗伤口,彻底止血,活跃性出血采用结扎或缝扎止血,组织渗血采用电凝、止血纱或压迫止血;先缝合关节盘外侧附着及关节囊,再分层缝合颞深筋膜、颞浅筋膜、皮下组织及皮肤,放置橡皮引流条或负压引流管,加压包扎。

【注意事项】

1. 防止损伤上颌动脉。

2. 防止损伤面神经。

3. 酌情给予抗生素,预防感染。

4. 术后冰敷,减轻肿胀和疼痛。

第三十二节　喙突切除术

【概述】

喙突切除术（coronoid process resection）是将病变或异常的喙突切除的手术，通常用于喙突肿瘤、喙突肥大、喙突过长等疾病的治疗；颞下颌关节强直患者解除关节骨性粘连后，常常需要将过长的喙突切除以达到理想的张口度。

【适应证】

1. 喙突肿瘤，如骨软骨瘤。

2. 喙突肥大，严重影响张口。

3. 关节强直，解除关节骨性粘连后张口度仍不足 20mm。

【禁忌证】

全身情况不能耐受全麻手术者。

【手术步骤】

1. 麻醉　手术在经气管插管全身麻醉下进行。

2. 术区准备　常规口内外消毒铺巾。

3. 切口　可采用口内入路或口外入路进行。

（1）口内入路：距离喙突更近，容易显露喙突，不会遗留皮肤瘢痕，面神经损伤风险极小，经常被采用；沿口内患侧翼下颌韧带附近作黏膜切口，依次切开黏膜、黏膜下组织、肌肉附着，暴露喙突和乙状切迹。

（2）口外入路：需采用皮肤切口，距离喙突较远，存在面神经损伤风险，多在进行髁突切除术、颞下颌关节成形术等操作后，采用共同的切口，稍向前分离显露喙突和乙状切迹。

4. 切除喙突　为防止意外骨折，最好在直视状态下沿乙状切迹水平或乙状切迹稍上方，采用往复锯或电钻在喙突基部打孔并连成截骨线，为保护喙突深部的血管，尤其是防止上颌动脉出血，在制作截骨线时可保留喙突内侧面的部分骨皮质，采用骨刀敲击离断喙突，使用 coker 钳夹住离断的喙突，将附着在喙突上的颞肌纤维剥离后，切除的喙突即可取出。

5. 缝合　冲洗伤口，彻底止血，活跃性出血采用结扎或缝扎止血，组织渗血采用电凝、止血纱布或压迫止血；口内切口可仅缝合黏膜及黏膜下层；口外切口需分层缝合颞深筋膜、颞浅筋膜、皮下组织及皮肤；手术创口内可放置橡皮引流条或负压引流管,加压包扎。

【注意事项】

1. 防止意外骨折。

2. 防止损伤上颌动脉。

3. 防止损伤面神经。

4. 防止翼丛出血。

第三十三节 关节前结节降低术

【概述】

关节前结节降低术(temporomandibular articular eminence reduction)是治疗复发性颞下颌关节前脱位的手术方法之一,该手术的目的是形成浅的关节窝,降低关节前结节的高度,以便颞下颌关节前脱位时髁突可以不受阻挡而自行复位。

【适应证】

1. 复发性颞下颌关节脱位。

2. 颞下颌关节顽固性疼痛、弹响。

3. 关节前结节过高造成开口困难。

【禁忌证】

1. 全身情况不能耐受全麻手术者。

2. 肌肉及精神因素所致的髁突活动度过大。

【手术步骤】

1. 麻醉 手术在经气管插管全身麻醉下进行。

2. 术区准备 常规口内外消毒铺巾,头偏向健侧。

3. 切开 可采用耳前拐杖形、角形或直切口,依次切开皮肤、皮下组织、颞深筋膜浅层,注意保护颞浅动、静脉及面神经;在关节前结节稍上方的颧弓位置切开骨膜直达骨面,用骨膜剥离器贴骨面分离骨膜充分显露关节前结节,然后用往复锯或电钻磨头将过分突出的关节结节截除,最后将截骨处的骨面打磨光滑。

4. 关闭创口 冲洗伤口,彻底止血,分层缝合颞深筋膜、颞浅筋膜、皮下组织及皮肤,放置橡皮引流条或负压引流管,加压包扎。

【注意事项】

1. 防止损伤面神经。

2. 防止颞浅动、静脉出血。

3. 防止颅底穿通。

4. 截骨处骨面需修整光滑,避免影响髁突活动。

第三十四节　关节前结节增高术

【概述】

关节前结节增高术(temporomandibular articular eminence lift)是治疗复发性颞下颌关节脱位的手术方法之一,该手术通过骨移植、颧弓移位等方法增加关节前结节的高度,以便阻止髁突过分向前滑动,防止髁突越过关节结节造成脱位。

【适应证】

复发性颞下颌关节前脱位保守治疗无效者。

【禁忌证】

1. 全身情况不能耐受全麻手术者。

2. 肌肉及精神因素所致的髁突活动度过大。

【手术步骤】

1. 麻醉　手术在经气管插管全身麻醉下进行。

2. 术区准备　常规口内外消毒铺巾,头偏向健侧。

3. 切口与手术操作　可采用耳前拐杖形、角形或直切口,依次切开皮肤、皮下组织、颞深筋膜浅层,注意保护颞浅动、静脉及面神经;在关节前结节稍上方的颧弓位置切开骨膜直达骨面,用骨膜剥离器贴骨面分离骨膜充分显露关节前结节,通过骨移植(多采用髂骨、下颌升支处取骨)、颧弓移位等方法增加关节结节的高度,以便阻止髁突过分向前滑动,防止髁突越过关节结节造成脱位;移植的骨块或移位的颧弓需采用颌骨内固定系统进行坚固内固定。

4. 关闭创口　冲洗伤口,彻底止血,分层缝合颞深筋膜、颞浅筋膜、皮下组织及皮肤,放置橡皮引流条或负压引流管,加压包扎。

【注意事项】

1. 防止损伤面神经。

2. 防止颞浅动、静脉出血。

3. 术后酌情应用抗生素,防止感染造成植骨失败。

第三十五节   颞下颌关节脱位手法复位术

【概述】

颞下颌关节脱位手法复位术(manual reduction of the temporomandibular joint dislocation)是指采用特定的手法操作使脱位的颞下颌关节重新复位的医疗技术,是治疗急性、复发性、陈旧性颞下颌关节前脱位的首选方法。

【适应证】

1. 急性颞下颌关节脱位。

2. 陈旧性颞下颌关节脱位。

3. 复发性颞下颌关节脱位。

【禁忌证】

1. 髁突骨折伴颞下颌关节脱位。

2. 精神过度紧张、无法配合者。

【操作步骤】

1. 操作前准备   作好患者思想工作,解除患者的恐惧、紧张情绪,使患者咀嚼肌尽量放松,与施术者密切配合。必要时术前可给予镇静药,按摩双侧颞、颊部使肌肉松弛。

2. 麻醉   手法复位一般不需麻醉。对过度紧张的患者或儿童患者,可采用咬肌神经阻滞麻醉或全身麻醉配合肌松弛剂,使咀嚼肌完全松弛后施术。

3. 体位   复位时患者应端坐手术椅紧靠背靠和头靠。如患者坐在普通木凳上,头背靠墙端坐,并使座位尽可能放低,使患者下颌牙的𬌗平面低于施术者的肘关节平面以下。患者头部靠墙或背靠,助手协助固定头部,施术者立于患者正前方。

4. 复位步骤   施术者用纱布缠绕双手拇指,以免用力时手指滑脱或复位时被患者咬伤。将双手拇指平放于患者两侧下颌后牙的咬合平面上,其余四指托住下颌体下缘。分散患者注意力,突然施力将拇指向下压,其余四指托下颌颏部往上用力,使嵌顿在关节结节前方的髁突下降到关节结节的下方,然后向后方推送,加上闭口肌肉的自然收缩,使髁突顺势往上回复到关节凹内。此时施术者应迅速将拇指滑向颊侧前庭处,以免在咀嚼肌反射性收缩时咬伤拇指。双侧颞下颌关节脱位患者,若双侧同时复位有困难,可先复位一侧后,再复位另一侧。

【注意事项】

1. 操作前做好患者的思想工作。

2. 必要时可考虑全麻下手法复位。

3. 双侧关节脱位者,可先复位一侧,再复位另一侧。

4. 关节复位后务必制动下颌,避免短时间内再次脱位。

第三十六节　颞下颌关节脱位手术复位术

【概述】

颞下颌关节脱位手术复位术(surgical reduction of the temporomandibular joint dislocation)是指采用手术的方法使脱位的颞下颌关节重新复位的医疗技术,多用于多次尝试手法复位不成功的颞下颌关节前脱位患者;但手术复位之前,仍应在全麻下再次尝试手法复位。

【适应证】

1. 手法复位不成功的颞下颌关节脱位。

2. 伴有髁突骨折的颞下颌关节脱位。

【禁忌证】

1. 全身情况不能耐受全麻手术者。

2. 颞下颌关节脱位尚未尝试手法复位者。

【手术步骤】

1. 麻醉　手术在经鼻腔气管插管全身麻醉下进行。

2. 术区准备　常规消毒铺巾,头偏向健侧。

3. 切口　可采用耳前拐杖形、角形或直切口,依次切开皮肤、皮下组织、颞深筋膜浅层,注意保护颞浅动、静脉及面神经,在关节前结节前下方钝性分离关节外侧软组织,暴露关节囊;在关节囊的外侧面作 T 形切口,显露关节上腔及关节盘外侧面,然后水平切开关节盘在髁突外侧的附着,抬起关节盘,显露下腔及髁突。

4. 复位髁突　显露髁突后,用骨膜分离器插在脱位的髁突和颧弓之间,用力反复撬动,使髁突回到关节窝内,必要时适当向后剥离关节窝内增生的组织,为髁突复位留出空间,有时需要配合颌间牵引使其完全复位。

5. 缝合　冲洗伤口,彻底止血,活跃性出血采用结扎或缝扎止血,组织渗血采用电凝、止血纱或压迫止血,缝合关节盘外侧附着及关节囊,再分层缝合颞深筋膜、颞浅筋膜、皮下组织及皮肤,放置橡皮引流条或负压引流管,加压包扎。

【注意事项】

1. 防止损伤面神经。

2. 防止颞浅动、静脉出血。

3. 术后需下颌制动 20 天左右。

4. 酌情给予抗生素,预防感染。

5. 术后冰敷,减轻肿胀和疼痛。

(李运峰)

第七章

常见并发症诊疗常规

第一节 出 血

【概述】

正颌外科手术动脉性出血主要是术中损伤了上颌动脉及其分支,如下牙槽动脉、腭降动脉等。静脉性出血主要发生在翼静脉丛,其次可能损伤下颌后静脉而大出血。颞下颌关节手术时,应特别注意保护经髁突颈部深面,走行于关节囊与蝶下颌韧带之间的上颌动脉。

（一）上颌骨正颌手术

【原因】

1. 软组织和骨组织切口的渗血。

2. 在离断翼上颌连接时,由于骨凿放置的高度和方向不正确,可直接损伤上颌动脉而致大出血。

3. 在骨切开和折断降下时损伤了腭降动脉,也可因上颌前移距离过大而牵拉撕裂腭降动脉。

【预防】

1. 控制性降压麻醉,局部浸润含有血管收缩剂的局部麻醉药。

2. 在行 Le Fort Ⅰ 型骨切开术时,上颌结节处水平截骨线高度不宜超过15mm。骨凿安放的位置应在截骨线以下,离断翼上颌连接时凿劈的方向应稍向口腔方向而不是向着头顶方向。

3. 腭降动脉大多位于上颌窦内后壁的交界处,因此凿开上颌窦内侧壁时,凿子进入的深度距梨状孔边缘一般不超过3cm,可避免直接凿断该血管。

如需上移上颌骨应用钻仔细去除该血管周围的骨组织。

【处理】

1. 术后小量渗血应注意临床观察,可考虑止血药的应用及局部加压包扎。鼻腔渗血可喷滴麻黄碱等血管收缩剂,必要时可填塞碘仿纱条或油纱条。

2. 上颌动脉一旦出血可通过结扎或填塞法止血。如不奏效,则只有通过颈外动脉结扎或上颌动脉栓塞止血。

3. 在未完成上颌骨折断降下时损伤了腭降动脉,会立即明显出血,此时应尽快将上颌骨折断降下,暴露腭降动脉并在直视下钳夹或电凝止血。如遇出血汹涌、视野不清及腭降动脉近心端回缩而使结扎止血困难,可采用银夹止血或局部填塞压迫止血。

4. 迟发性腭降动脉出血,血液可经骨组织和黏膜切开间隙流入上颌窦及鼻腔,表现为鼻腔出血。可采用鼻前孔或鼻后孔填压止血,必要时经上颌窦填塞止血。

5. 较多或反复出血者,应送手术室打开创口,查明出血部位,重新予以电凝,结扎或填塞止血。如出血严重,除全身补充血容量外,必要时只有迅速结扎同侧颈外动脉。特别要注意潜在性凝血机制障碍,进行针对性的处理。

（二）下颌骨正颌手术

【原因】

1. 下颌支矢状骨劈开术引起的出血可发生在分离下颌升支内侧软组织时,以及行骨劈开术时器械使用力量和方向不正确,损伤了下牙槽动静脉或翼静脉丛所致。

2. 手术器械向后的动作幅度过大或剥离太多可能损伤位于下颌升支后缘后方的下颌后静脉。

3. 下颌升支垂直骨切开术引起的出血主要发生在切骨时,骨切开线位置靠前或方向不正确直接损伤下颌孔处的下牙槽血管神经束。乙状切迹处截骨时过深会损伤从髁突颈后方向后上方行走入翼腭窝的上颌动脉。

4. 颏成形术如损伤了下颌舌骨肌或颏舌骨肌中的血管,可致弥漫性渗血。

【预防】

1. 手术应在骨膜下进行,剥离软组织时不宜使用暴力,剥离范围不能过宽。凿劈时控制骨凿进入骨质的方向和深度,劈开内外侧骨板时应使凿柄向内侧倾斜15°,凿刃紧贴外侧骨板的内侧面行进,避免凿伤下牙槽动静脉。此外,应防止骨凿失控后越过升支后缘、直接损伤下颌后静脉。

2. 在做下颌升支外侧剥离时,应在骨膜下进行,特别是在乙状切迹处放置牵开器和分离肌肉和骨膜的动作不能粗暴,避免损伤咬肌动脉。

3. 下颌升支垂直骨切开术当切骨至乙状切迹时应十分小心,内侧可垫以纱布保护,避免锯片和器械伤及上颌动脉。

4. 颏成形术截骨时不可穿出舌侧骨板过多,避免损伤舌侧软组织内血管。

【处理】

1. 下牙槽动静脉损伤后可结扎血管束或加压填塞法止血,如在劈裂升支内外侧骨板时损伤下牙槽动静脉还可采用骨蜡填塞止血。

2. 下颌后静脉及翼静脉丛损伤时出血较弥漫,结扎止血较困难,主要采用填塞的方法控制。

3. 咬肌动脉若发生出血可用电凝止血或填塞控制。

4. 下颌升支垂直骨切开术中上颌动脉出血不能靠加压填塞控制、又看不清出血源时,应考虑行颈外动脉结扎或上颌动脉栓塞止血。

5. 颏成形手术时应仔细检查口底肌肉有无出血,可用电凝或缝扎法彻底止血。切开骨块断端的明显渗血可用骨蜡止血。

(三)颞下颌关节手术

【原因】

1. 耳屏后点至颞浅血管距离为8~15mm,而80%关节镜穿刺点位于耳屏后点前8~17mm,因此穿刺有损伤颞浅血管的危险。

2. 上颌动脉位于髁突的内侧,如进行髁突切除或关节成形等手术过深或过低,而升支内侧缺乏保护时可损伤此动脉。

3. 下牙槽神经血管束的损伤多发生在升支截骨时。

【预防】

1. 关节镜手术进行套管针穿刺时,注意进针点不要偏后,并通过手指触摸以避开颞浅血管。

2. 剥离髁突病变的内侧时应紧贴骨面进行操作,截骨接近内侧骨板时用宽剥离器垫在髁颈内侧,保护深面上颌动脉、上颌静脉以避免损伤。

3. 行下颌升支及体部截骨时应尽可能避开下颌管的走行位置,以免损伤下牙槽神经血管束。截骨操作应保证在下颌孔上方进行,截骨深度不能超出舌侧骨皮质过多。

4. 熟悉手术区域的解剖结构,术前认真观察 X 线片、CT 等影像学资料,术中解剖层次清楚、操作准确轻柔。

【处理】

1. 套管针刺伤颞浅血管发生出血或血肿,立即垫纱布用手压迫片刻,必要时需经皮缝扎即可止血。另外关节囊内细小血管损伤出血,通过灌洗压迫多可自行消失。

2. 上颌动脉损伤后出血汹涌。可先自下颌角或升支后缘向升支内侧上方相当于髁突颈部的方向剥离,纱条填塞减缓出血。尽快将截骨处断开,拉开下颌骨,找到上颌动脉,予以缝扎,如损伤的部位较深,可选用银夹止血。如不成功则需要行颈外动脉结扎术或选择性上颌动脉栓塞止血。

3. 下牙槽血管损伤后应尽快完成截骨,牵开截骨断端,寻找到血管破损后结扎止血。

第二节 意外骨折

【概述】

意外骨折指正颌手术时,由于各种原因致颌骨在非设计部位或骨切开线部位发生断裂。

【原因】

1. 切骨时对骨皮质切开不全。

2. 骨凿的安放部位及方向不当,劈骨时过猛过急。

3. 下颌升支的厚度或骨壁过薄。

4. 阻生牙位于截骨线上。

【预防】

1. 完全切透骨皮质,当骨孔微微渗血时提示已穿透骨皮质,特别是截骨线的相互连接处必须充分截开骨皮质,避免存在骨皮质桥。同时垂直截骨线处下颌下缘的骨皮质应该充分截开。

2. 骨劈开或去骨时切忌暴力。

3. 对需行下颌支矢状骨劈开术矫正者,术前 6 个月应拔除埋伏阻生的第三磨牙。

【处理】

1. 意外骨折后如不影响矢状劈开的实施及咬合关系的重建,可将骨折处作微型钛板内固定。同时应注意髁突位置的保持,并尽量保证近远心骨段的骨接触面积,以利于术后骨折愈合。

2. 如意外骨折范围较大,影响到矢状劈开的完成,可将整个骨折块复位后原位固定,待骨折完全愈合后再行二期矫正手术,或可选择下颌支垂直骨切开的方法,将远心骨段移动到位后行颌间固定4周,意外骨折段行内固定复位。

第三节　呼吸道梗阻

【概述】

正颌手术多在口内进行,手术本身创伤较大,术后创面渗血,局部肿胀,口腔容积变小,加以唾液分泌增加,血性渗出物混合其间,术后易发生上呼吸道梗阻,可在短期内危及患者生命。

【原因】

1. 手术因素　上颌骨正颌手术均波及上颌窦和鼻腔软组织,由于黏膜水肿、渗血以及某些病例需将上颌骨上移等原因而使鼻咽腔气道狭小,形成通气不畅。下颌升支部手术常可致咽侧壁肿胀,并因手术部位深在,很难按常规彻底止血而形成血肿,造成上呼吸道通气障碍;此外,下颌后退术可使口腔容积减小以及颏成形术后可致口底水肿或血肿而使呼吸道阻塞。

2. 麻醉因素　经鼻腔气管插管全麻,插管时可致鼻腔、咽壁及气管黏膜损伤或水肿,使上下呼吸道变狭窄。如气管插管拔出过早、拔管前未将口咽腔内积血及分泌物吸出,或未取出口咽部填塞敷料等,可引起吸入性或阻塞性呼吸道梗阻。

3. 监护因素　正颌外科手术后常有口内创口渗血,甚至可能发生大出血或形成血肿,以及患者在麻醉尚未完全清醒前可能出现恶心,呕吐而引起吸入性或阻塞性呼吸道梗阻。

【预防】

1. 术中尽量减少对口腔黏骨膜及颌周软组织的不必要剥离,操作准确轻柔,减少创伤,缩短手术时间。同时尽可能彻底止血,局部加压包扎,应用止血药物,减少口腔渗血及血肿形成。

2. 术中和术后应用皮质类固醇药物可以预防和减轻喉头水肿和颌面部手术剥离与口唇牵拉造成的组织肿胀。

3. 在患者麻醉后尚未完全清醒,各种保护性反射没有恢复前留置鼻咽通气管,可有效地防止舌后坠引起的呼吸道阻塞,同时也可通过此管吸引口咽部分泌物。

4. 正颌外科患者术后应进行严密的床旁监护,及时抽吸口内血液、分泌物及呕吐物等,并可用麻黄碱滴鼻,减轻鼻腔和上颌窦黏膜水肿或渗血。

5. 颌间固定患者的床旁应备剪刀,舌钳等,必要时剪断颌间橡皮圈或结扎丝,将舌拉出,吸尽口咽部的分泌物。

6. 麻醉药物以及术中术后吞咽的血液可引起术后恶心呕吐。在患者未完全清醒,吞咽咳嗽未恢复前,发生呕吐可导致呼吸道梗阻和吸入性肺炎,因此不宜过早拔管。在拔除气管插管前可安置胃管进行胃肠减压并吸出胃内液体。如果术后出现呕吐,应将患者头偏向一侧,并及时抽吸呕吐物。另外可预防性使用止吐药物。

【处理】

遇到窒息等紧急情况时,可作气管内插管加压给氧或行气管切开术,解除呼吸道梗阻。

第四节　骨块坏死和愈合不良

【概述】

术后骨块的愈合、牙的存活主要取决于软组织营养蒂的设计和保护。切开移动的牙-骨块越小,其营养蒂也越小,也愈容易发生坏死或骨不连接。另外,牙-骨复合体软组织蒂部撕伤或断裂以及分离过度,造成严重的供血障碍,也会引起牙及牙槽骨坏死、骨创不愈合等症状。

【原因】

1. 术中损伤软组织营养蒂或对附着肌群的剥离太多。

2. 在小骨块(如上下颌前部)上进行多节段的切割、拼对。

3. 腭部术后瘢痕形成。例如腭裂修补术后患者的上颌后缩矫正术,其骨块血供要受影响。

4. 知名血管的损伤,如手术对下牙槽动脉、腭降血管损伤等。

5. 术后颌间或骨间固定不良。可靠的固定有利于骨块血供的重建和维持。

6. 骨段移动后间隙过大、接触面积过小。

7. 术区创口发生严重感染。

【预防】

1. 对小的牙-骨块应尽量设法扩大其血管蒂。显露术野时,剥离范围不宜过大,尽量保持软组织在牙骨段上的附着。在切开舌侧骨皮质时,可用手指触摸软组织蒂,感觉切骨的深度,以免损伤。撬动及移动牙骨段时应仔细轻柔,避免用力过猛,防止黏骨膜撕裂或分离。

2. 充分利用术前正畸法,尽量避免过多的分块截骨。

3. 对于腭裂患者,注意保护腭降血管束,在截骨、凿骨过程中避免损伤唇、腭侧软组织蒂。必要时可选用唇侧垂直切口,经黏骨膜下隧道施行截骨术,以充分保留骨段的唇侧软组织蒂。术中应仔细观察牙骨段表面牙龈的色泽变化,如色泽苍白,往往提示血供不良,需注意减小移动距离或停止手术并复位牙骨段。

4. 骨块移动到位后应采取有效的坚固内固定,分块切骨的邻牙间可采取钢丝结扎固定,或配戴𬌗板以确保稳固的咬合关系。

5. 骨段移动后如产生较大间隙应同期植骨以避免术后骨愈合障碍。

6. 保持口腔清洁,控制伤口感染。

【处理】

对于发生骨坏死的病例的处理方法包括用生理盐水冲洗伤口、保持良好卫生、高压氧及抗生素的使用等,并早期清创,终止坏死进一步发展。

第五节　牙根损伤和牙髓坏死

【概述】

正颌手术中,在根尖下切骨或牙根间垂直切骨时,可能造成牙根与牙周组织的损伤,轻者可引起牙龈退缩、牙周组织萎缩;重者如损伤牙根,可导致牙髓坏死、牙齿松动、脱落。

【原因】

1. 根尖下切骨线过低,造成根尖横行切断损伤。

2. 术前未作正畸治疗,未使垂直骨切口两侧的牙根分离。牙列拥挤,牙根间间隙不足,但又不需要拔牙的病例,以及牙根长轴倾斜者,在牙根间行垂直骨切开术时易损伤牙根及牙周组织。

3. 牙骨块软组织蒂受损导致牙髓活力丧失。

【预防】

1. 根尖下水平切骨线应尽可能高,至少距根尖孔 5mm 以上。

2. 术前应在全景片及根尖片上观察了解垂直切骨线两侧牙根的走行方向,牙根长度和牙根间间隙大小,必要时术前正畸,分离牙间垂直切骨线两侧牙根,矫正牙长轴。术中应仔细观察牙槽骨表面形态,垂直切骨线应平行于牙根方向,切勿切割过多的牙槽间隔骨质,并尽可能采用小裂钻或薄骨凿切骨。

3. 可设计较大的牙骨块,扩大牙骨块的软组织营养蒂。

【处理】

如牙髓坏死,牙体变色,可采用牙体漂白及根管治疗。

第六节　伤 口 感 染

【概述】

正颌外科手术在口腔内完成,若术后口腔卫生不良,以及生活作息不正常,会增加感染的机会。如果术后 3 天肿胀不消,皮肤发红伴疼痛,体温和血象明显升高等可视为伤口感染。颞下颌关节手术因位置深在,感染早期常不易发现。

【原因】

1. 口腔卫生不良,手术区域污染。

2. 伤口渗出物引流不畅,血肿形成。

3. 碎骨片等异物残留。

【预防】

1. 术前应治疗龋齿,洁牙,改善口腔卫生状况,术中无菌操作、彻底清洗伤口,术后饮食过后进行细致的口腔清洁。

2. 术中完善止血及术后引流通畅。

3. 术中除尽残留碎骨片和血凝块,并仔细检查有无正畸托槽、钢丝、牵引钩、橡皮圈等异物残留。

4. 也可考虑预防性应用抗生素,特别是术中要施行骨移植的患者。

【处理】

正颌与关节手术感染后应清创引流,冲洗换药直至伤口愈合。如感染累及植入物时,需取出植入物后方能消除感染,遗留的缺损只能通过二期手术进行弥补。

第七节　感觉神经损伤

【概述】

正颌外科手术可能损伤三叉神经分支。最常见的下牙槽神经损伤易发生在下颌升支部手术和颏成形术,表现为下唇与颏部皮肤麻木。

【原因】

1. 下颌支矢状骨劈开术或垂直骨切开术时直接创伤,骨段移动时牵拉损伤,内固定时螺丝钉直接穿通伤,骨段间压迫损伤,以及术后下牙槽神经管出血,血肿压迫及水肿所致间接损伤等。

2. 颏成形术在作软组织切口或骨切开时可直接切断颏神经,或术中过度牵拉软组织而使颏神经撕脱。

3. Le Fort Ⅰ型骨切开术时在尖牙区剥离黏骨膜过高而损伤眶下神经。Le Fort Ⅱ型、Le Fort Ⅲ型骨切开术时,切骨线经过眶下管及眶下孔时也可损伤眶下神经。

【预防】

1. 软组织切开和剥离过程中动作应轻柔,在神经出入的眶下孔、颏孔及下颌孔处不要广泛剥离。

2. 下颌支矢状骨劈开术劈骨时切忌暴力,可选用薄骨凿,凿刃偏向外侧,凿柄偏向舌侧,整个骨刀与下颌升支矢状面呈 15°角。内外侧骨板劈开后应仔细检查下牙槽神经血管束是否附着于远心骨段,如附着于近心骨段,应小心仔细地将其剥离,然后再移动骨段。内固定部位应避开下牙槽神经管。

3. 下颌升支垂直或斜行骨切开术的切骨线应绕过下颌孔后方,必要时在下颌孔后方作弧形切骨。

4. 颏成形手术切口切勿过深,切开黏膜后应调整刀尖方向朝牙槽突,避免误伤颏神经。两侧骨切开线至少应位于双侧颏孔下缘下 3~4mm。

5. 术中、术后应用适量激素可减轻神经束水肿。

【处理】

1. 术中一旦发现神经完全离断,应及时设法在无张力下施行神经端端吻合术。

2. 术后可给予神经营养药物,以促进神经功能的恢复。

3. 如果术后神经功能毫无恢复迹象,应施行探查术与神经修复术。

第八节　颞下颌关节紊乱病

【概述】

对于下颌前突或后缩畸形,或是伴有疼痛等关节症状的患者,通过正颌外科手术矫正牙颌面畸形后,虽然症状会有一定程度的减轻,但术后可能会出现颞下颌关节疼痛,下颌运动功能障碍、咬合紊乱,渐进性髁突吸收等并发症。

【原因】

髁突移位是术后发生颞下颌关节紊乱病的重要原因和解剖生理基础。

【预防】

1. 在下颌前移或后退术中应尽量避免造成近心骨段移位及髁突旋转,应有效地去除可能存在的近远心骨段间的早接触干扰。

2. 在行骨内固定或颌间固定时应注意全麻状态下患者的体位,以确保髁突在生理功能位,且应在无任何张力条件下固定。

3. 对于单纯的前移或后退下颌骨手术,一般在术中咬合就位后保持下颌下缘平齐,内固定时保持髁突在关节窝后上位,术后发生骨段移位的可能性不大。对于不对称性颌骨畸形或双颌手术病例，可采用计算机辅助设计模拟手术结合 3D 打印技术预成型内固定钛板，确保手术前后髁突位置保持不变。

【处理】

术后应密切观察患者的咬合关系，一旦发生咬合关系错乱，则提示有近心骨段髁突的移位，应及时拍片查明髁突移动的方向与距离。如术后 3 周内发现明显的髁突移位，应及时重新施行骨间固定术。

第九节　术后复发

【概述】

复发是指手术矫正后的颌骨部分或全部回到术前位置的情况。

【原因】

1. 牙骨段切开和移位不充分　如上颌骨 Le Fort Ⅰ 型截骨术时翼上颌连接区离断不完全，骨段未能前移到位。

2. 固定不稳或过早拆除固定装置。

3. 骨间间隙过大或植骨块固定不当　如上颌骨前徙或下降遗留间隙 5mm 以上，间隙内未予植骨或植骨块大小不当。

4. 咬合关系不良　术后如未能恢复理想的咬合关系，咬合不平衡容易导致关节疾患并造成畸形复发。

5. 髁突位置变化。

6. 软组织张力及神经肌肉因素。

【预防】

1. 完全离断松动牙骨段　充分松动上颌骨段的关键在于完全离断翼上颌连接、上颌窦内壁与后壁。对于唇腭裂患者，应注意完全松解腭部的瘢痕组织，使骨段可充分地向三维方向移动并理想地牵引至前移的位置。

2. 坚固内固定　牙骨段移位后骨段间的可靠固定不仅增加了骨段间的稳定性，有助于骨段间的愈合，特别是对接受骨移植者，更有利于移植骨的愈合和改建。同时增强了颌骨抵抗颌间软组织的牵引复位力量，从而减少畸形复发。

3. 适当的颌间固定时间　正颌外科术后，肌肉的延长和平衡需要经过较长时间的固定才能调整和适应。临床上一般采用 6~8 周的颌间固定，但对复发倾向较大的术式,术后可适当延长固定时间。对双颌外科手术,即使采用了坚固内固定也最好辅以 4 周左右的颌间牵引固定。

4. 掌握间隙内植骨原则与固定方法 当骨段之间间隙大于 5mm 时,应施行植骨术。

5. 建立平衡𬌗 配合术前术后正畸矫正𬌗关系,建立稳定而健康的咬合功能。

6. 消除肌肉的牵引作用 主要涉及升颌肌群和舌骨上肌群。牙 - 骨段移位后改变了肌肉原有位置和长度,受原有神经肌肉反射弧的影响,肌肉有将移位牙骨段拉回原来位置的趋势。在下颌需要较大距离前移的手术中,应适当松解外侧咬肌、内侧翼内肌的附着,解除部分肌张力,有利于远心骨段更充分的前移,降低术后因肌动力不平衡造成复发的可能性。如果下颌骨前徙距离超过舌骨上肌群长度的 30%,应施舌骨上肌群切断术,解除其对下颌骨前徙的限制作用。

7. 防止髁突移位 在行下颌支矢状骨劈开术和升支垂直骨切开术时,行骨间或颌间固定之前应确认髁突位于关节窝内,且应在无张力条件下行骨内固定。

8. 其他措施 设计及选择合理的术式,避免大幅度的颌骨移动,必要时行双颌同期矫正术建立稳定𬌗关系,消除口腔不良习惯,以及适度的过矫正也可减少复发。

【处理】

对于畸形复发显著者需择期行二次手术。

第十节 颅脑损伤

【概述】

关节窝与颅中窝仅以薄骨板相隔,关节手术可经关节窝进入颅中窝。当颅中窝损伤时,脑膜未撕裂可无明显临床症状。如出现脑膜撕裂,则有脑脊液持续从伤口或切口中流出,颅中窝损伤后流出的脑脊液为带血色的水样液体。

【原因】

1. 损伤多为去除骨球时操作位置过高或使用暴力劈凿所致,可造成颅底骨折、硬脑膜撕裂、颅内血肿、脑脊液瘘或严重出血,直接危及患者生命。

2. 在关节镜锐套管针穿刺时用力过猛,有可能刺穿关节窝顶,而造成颅脑损伤。

【预防】

1. 高位截骨时注意掌握截骨高度,截骨平面以颧弓为标志,颧弓下缘相当于颅底平面,切骨应低于颧弓下缘;凿骨时,骨凿切勿垂直于颅底,禁用暴力敲击;修整关节窝,宜用磨头打磨,避免用骨凿去骨,以防发生颅底骨折,损伤脑膜中动脉,引起颅内血肿。

2. 关节镜手术时,应注意解剖标志,穿刺的方向和手感。应避免对关节上腔过于狭窄、解剖标志不清楚的病例施行手术,以免刺入颅中窝。

【处理】

一旦发现颅脑损伤应在控制出血的前提下立即停止手术,保持患者头高位,请神经外科医师会诊,进行相应处理。

第十一节　耳　损　伤

【概述】

颞下颌关节与耳紧邻,手术易伤及耳的组织结构。特别是颞下颌关节镜手术技巧不够熟练时,易造成耳损伤。耳损伤包括外耳道的撕裂伤、鼓膜穿孔、外耳道与中耳炎、听力减退或丧失以及耳关节瘘等。

【原因】

1. 颞下颌关节手术使用器械分离外耳道软骨或进行关节镜手术时,把握不好锐套管针穿刺方向,或对关节结构标志的错误判断,可能会造成中耳及外耳道的损伤。

2. 关节上腔后壁紧邻外耳道,而外耳道软骨部分向前内倾斜,因此关节镜套管针穿刺可能造成外耳道软骨部穿孔。一旦发生穿孔,患者可有外耳道疼痛,检查时可见外耳道内出血。术者如误把穿通外耳道的落空感当作穿透关节囊,继续推进套管针则可能造成鼓膜穿孔。

【预防】

1. 在行关节切开术以及关节镜手术时,应注意关节组织结构。特别是行第二次手术时,由于组织多瘢痕化,使关节周围的组织结构发生改变,盲目进行手术与穿刺可导致耳损伤。

2. 行关节镜手术时,注意套管针的穿刺方向及深度,进针方向主要向内,稍偏向上前,深度一般为 1.5~2.5cm,并严格遵循在关节腔内向深部插入套管时需更换为钝穿刺针的原则。

【处理】

1. 如果外耳道皮肤撕裂较大可间断缝合关闭创口。如果撕裂较小可不用缝合。为防止感染和外耳道粘连导致外耳道狭窄,可于术后外耳道内填塞碘仿纱条。

2. 造成中耳损伤时,应立即停止手术,并请耳鼻喉科医师会诊。

第十二节　面神经损伤

【概述】

关节手术常用的耳前切口易伤及面神经的颞支和颧支,颞支受损引起同侧额纹变浅或消失。颧支损伤可造成睑裂闭合不全。下颌下切口有损伤面神经下颌缘支的可能。临床表现为同侧下唇和口角下垂、鼓腮漏气。

【原因】

1. 损伤多为术中面神经分支因显露或牵拉所致。此类损伤多为暂时性的,可于术后 3~6 个月内自然恢复。但亦有部分患者神经功能不能完全恢复。

2. 少数面神经解剖变异较大的患者在手术过程中神经可能会被切断。

【预防】

1. 熟悉面神经的解剖位置、术中注意观察解剖标志、操作轻柔避免过度牵拉。

2. 耳前入路暴露关节囊翻瓣时,注意沿颧弓骨膜下方进行,自外耳道前方 1.0cm 之内开始,且操作轻柔,则一般可以避免面神经颧颞支的损伤。

3. 下颌下切口选择平行于下颌骨下缘以下 1.5~2cm 处作弧形切口,在颈阔肌深面向上翻起组织瓣,然后在颈深筋膜浅面的组织中解剖显露面神经的下颌缘支,并加以保护以避免损伤。

【处理】

1. 术中如果面神经被切断应即刻行神经吻合。

2. 术后出现面神经损伤症状时,可给予激素、维生素 B_1、B_{12} 等营养神经药物,并配合局部理疗、面神经功能训练等方法以帮助面神经的功能恢复。

3. 如果术后神经功能毫无恢复迹象,应施行探查术与神经修复术。

(叶 斌)

参考文献

1. 王大章.口腔颌面外科手术学.北京:人民卫生出版社,2003.

2. 胡静,王大章.正颌外科学.北京:人民卫生出版社,2006.

3. 王翰章.中华口腔科学(下卷).北京:人民卫生出版社,2001.

4. 王兴,张震康,张熙恩.正颌外科学.济南:山东科学技术出版社,1999.

5. 沈国芳,房兵.正颌外科学.杭州:浙江科学技术出版社,2013.

6. 邱蔚六.口腔颌面外科学.第4版.北京:人民卫生出版社,2003.

7. 中华口腔医学会口腔颌面外科专业委员会正颌外科学组.牙颌面畸形诊断与治疗指南.中国口腔颌面外科杂志,2011,9(5):415-419.

8. 陈扬熙.口腔正畸学——基础、技术与临床.北京:人民卫生出版社,2012.

9. 赵怡芳.口腔疾病诊疗并发症.武汉:湖北科学技术出版社,1999.

10. 俞光岩.口腔颌面外科手术精要与并发症.北京:北京大学医学出版社,2011.

11. 伊彪,王兴.现代正颌外科基本手术及操作要点.中华口腔医学杂志,2005,40(1):4-6.